中国胶质瘤
放射治疗专家共识

主　编　郎锦义　王绿化　于金明

副主编　石　梅　李　光　盛晓芳

　　　　邱晓光　程玉峰

U0273065

人民卫生出版社

图书在版编目（CIP）数据

中国胶质瘤放射治疗专家共识/郎锦义，王绿化，于金明主编.
—北京：人民卫生出版社，2018

ISBN 978-7-117-26975-9

Ⅰ.①中… Ⅱ.①郎… ②王… ③于… Ⅲ.①神经胶质瘤-
放射治疗学 Ⅳ.①R730.264

中国版本图书馆 CIP 数据核字（2018）第 167363 号

| 人卫智网 | www.ipmph.com | 医学教育、学术、考试、健康，
购书智慧智能综合服务平台 |
| 人卫官网 | www.pmph.com | 人卫官方资讯发布平台 |

中国胶质瘤放射治疗专家共识

主　　编：郎锦义　王绿化　于金明
出版发行：人民卫生出版社（中继线 010-59780011）
地　　址：北京市朝阳区潘家园南里 19 号
邮　　编：100021
E - mail：pmph @ pmph.com
购书热线：010-59787592　010-59787584　010-65264830
印　　刷：北京画中画印刷有限公司
经　　销：新华书店
开　　本：787×1092　1/32　印张：4
字　　数：77 千字
版　　次：2018 年 9 月第 1 版　2018 年 9 月第 1 版第 1 次印刷
标准书号：ISBN 978-7-117-26975-9
定　　价：36.00 元

打击盗版举报电话：**010-59787491　E-mail：WQ @ pmph.com**
（凡属印装质量问题请与本社市场营销中心联系退换）

编　委 （以姓氏笔画为序）

编 者 （以姓氏笔画为序）

丁　乾　华中科技大学同济医学院附属协和医院

王　颖　中南大学湘雅医院

水永杰　浙江大学医学院附属第二医院

孔　月　浙江省肿瘤医院

乔　俏　中国医科大学附属第一医院

刘主龙　山东大学齐鲁医院

刘宜敏　中山大学孙逸仙纪念医院

孙　颖　沈阳军区总医院

孙宗文　浙江省肿瘤医院

阴　骏　四川省肿瘤医院

严丹方　浙江大学附属第一医院

苏　宁　空军军医大学西京医院

李　昉　四川省肿瘤医院

李子煌　深圳市人民医院

吴　边　华中科技大学同济医学院附属协和医院

沈　俐　浙江大学医学院附属第二医院

张　勇　昆明医科大学第一附属医院

罗文广　安徽省立医院

金祁峰　浙江省肿瘤医院

编　者

秦永辉　新疆维吾尔自治区肿瘤医院

袁亚维　广州医科大学附属肿瘤医院

耿明英　陆军军医大学大坪医院

郭文杰　江苏省肿瘤医院

黄　莉　新疆维吾尔自治区肿瘤医院

黄昕琼　中南大学湘雅医院

曹才能　浙江省肿瘤医院

目　录

绪 言

近30年,原发性恶性脑肿瘤发生率逐年递增,年增长率约为1%~2%,老年人群尤为明显[1]。胶质瘤是其中最常见的原发性颅内肿瘤之一,它起源于神经胶质细胞,具有"三高一低"的特点,即高发病率、术后高复发性、高病死率及低治愈率[2]。根据美国脑肿瘤注册中心(Central Brain Tumor Registry of the United States, CBTRUS)统计,胶质瘤约占所有中枢神经系统肿瘤的27%,约占恶性肿瘤的80%;而胶质母细胞瘤(glioblastoma, GBM)的发病率在原发性恶性中枢神经系统肿瘤中高达46.1%[3]。

WHO中枢神经系统肿瘤分类将胶质瘤分为WHO Ⅰ~Ⅳ级,Ⅰ、Ⅱ级为低级别胶质瘤,Ⅲ、Ⅳ级为高级别胶质瘤[4]。其中,高级别胶质瘤约占所有胶质瘤的77.5%,且预后较差。据统计,成人高级别胶质瘤的1年及5年生存率分别约为30%和13%,中位生存时间分别为2~3年和1年[3]。高级别胶质瘤的具体发病机制目前尚不清楚,当前普遍认为它的发生是机体内部遗传因素和外部环境因素相互作用的结果。

胶质瘤的临床表现主要为神经功能缺失和颅内压增

高,其诊断金标准仍然是病理诊断。多模态影像,包括功能MRI,PET-CT 和 CT 等能提供一些重要的辅助诊断依据,同时评价治疗效果。近年来,分子病理和分子遗传学得到了飞速的发展,低级别和高级别胶质瘤都出现了一系列预测疗效和预后的分子指标,如 1p19q,MGMT,IDH1,IDH2,TERT 等。胶质瘤 2016 版 WHO 分类更是第一次将肿瘤遗传学特征作为诊断指标引入肿瘤的诊断与分类,将脑肿瘤诊断带入了联合组织学表型-基因表型的"整合诊断"模式。

　　胶质瘤的治疗模式以最大程度完整切除肿瘤为主,同时结合放疗、化疗或靶向药物等综合治疗策略。目前,胶质瘤的疗效十分不理想,特别是高级别胶质瘤。由于肿瘤细胞的弥漫性生长特性,根治性手术难以完整切除。放疗作为术后重要的辅助治疗手段之一,可杀灭或抑制残余肿瘤细胞,延长患者生存期。以替莫唑胺为代表的化疗药物是胶质瘤中运用最广泛、证据最多的药物,它在术后辅助治疗中也占有非常重要的地位。胶质瘤是一种需要多学科合作的典型疾病,包括神经外科、放射治疗科、肿瘤内科、病理科和影像科。应以循证医学和大数据为依据,分析个体化患者的临床特征,为患者制定最为合适的临床策略。

　　目前国内外关于胶质瘤的共识主要有 2016 年发表的《中国中枢神经系统胶质瘤诊断和治疗指南》和 ASTRO 发表的关于胶质母细胞瘤(glioblastoma,GBM)放疗相关问题的问答式指南。前者内容概括性强,精炼度高,对胶质瘤的诊断和综合治疗进行了阐述,但未针对放疗进行详细阐述;

后者是针对放射治疗的问题解答,但主要集中在高级别胶质瘤,对于其他类别的胶质瘤以及老年及儿童等特殊人群的放射治疗未涉及。本次共识的制定由中华医学会放射肿瘤治疗学分会牵头,组织专家组成共识撰写小组,针对临床关心的问题和焦点,结合最新发表的国内外指南、文献制定了该共识。本共识以放疗相关问题为主要内容,就当前胶质瘤的放射治疗达成共识性意见,以期解决临床医生工作中必须面对和迫切需要解决的放疗相关问题。

参 考 文 献

1. Muir CS, Storm HH, Polednak A. Brain and other nervous system tumours. Cancer Surv, 1994, 19-20: 369-392.

2. 林昌海等.脑胶质瘤血液循环肿瘤标志物研究进展.重庆医学,2016,45(30: 4293-4296.

3. 中国中枢神经系统胶质瘤诊断与治疗指南编写组.中国中枢神经系统胶质瘤诊断与治疗指南(2015).中华医学杂志,2016,96(7): 485-509.

4. Louis DN, Ohgaki H, Wiestler OD, et al. The 2007 WHO Classification of Tumours of the Central Nervous System. ActaNeuropathol, 2007, 114: 97-109.

第一章

WHO Ⅱ 级胶质瘤常见问题

一、新诊断 WHO Ⅱ 级胶质瘤放疗

1. WHO Ⅱ 级胶质瘤术后影像学评价

- 术后 72 小时内进行影像学复查。
- 肿瘤切除程度的判定主要依据 MRI T_2 或 FLAIR 高信号影像，应与术前影像比较。
- 磁共振结合功能影像学有助于确定低级别胶质瘤术后残留的范围，可有选择的合理应用。

专家观点

低级别胶质瘤患者应在术后尽早（72 小时内）复查 MRI[1-2]，同时参考术前 MRI，以排除由手术创伤所致的异常信号干扰从而判断肿瘤是否全切，并以此作为勾画 GTV 的依据[3-5]。（Ⅰ级证据）

肿瘤切除程度的判定主要依据 MRI T_2 或 FLAIR 高信号影像。

近期有研究显示应用[11]C-蛋氨酸（MET）-PET/CT、多模

态 MRI 等功能影像学技术有助于确定低级别胶质瘤术后残留肿瘤的范围和监测治疗后的反应[6-8]，有条件的单位可选择性将 MRI 与功能影像学新技术相结合，更好的判断低级别胶质瘤实际肿瘤边界、术后残留及肿瘤浸润等情况。（Ⅲ级证据）

（申良方　石　梅）

参 考 文 献

［1］ M J van den Bent. Response assessment in neuro-oncology（a report of the RANO group）：assessment of outcome in trials of diffuse low-grade gliomas. Lancet Oncol. 2011；12：583-593.

［2］ Jan C. Radiation plus Procarbazine，CCNU，and Vincristine in Low-Grade Glioma. N Engl J Med. 2016；374（14）：1344-1355.

［3］ Fouke SJ. The role of imaging in the management of adults with diffuse low grade glioma：A systematic review and evidence-based clinical practice guideline. J Neurooncol. 2015；125（3）：457-479.

［4］ Forsyth PA. Prospective study of postoperative magnetic resonance imaging in patients with malignant gliomas. J Clin Oncol. 1997；15（5）：2076-2081.

［5］ Albert FK. Early postoperative magnetic resonance imaging after resection of malignant glioma：objective evaluation of residual tumor and its influence on regrowth and prognosis. Neurosurgery. 1994；34（1）：45-60.

［6］ Nuutinen J. Radiotherapy treatment planning and long-term follow-up with［^{11}C］methionine PET in patients with low-grade astrocytoma. Int J Radiation Oncology Biol Phys. 2000;48(1):43-52.

[7] W L. Delineation of brain tumor extent with [11C] L-Methionine Positrion Emission Tomography: local comparison with stereotactic histopathology. Clincal Cancer Research. 2004;10:7163-7170.

[8] Soffietti R. Guidelines on management of low-grade gliomas: report of an EFNS-EANO Task Force. Eur J Neurol. 2010;17(9): 1124-1133.

2. WHO Ⅱ级胶质瘤的风险分层

- 采用 RTOG9802 标准(NCCN 指南 2015V1)。
- 采用 EORTC22844 标准。

循证解析

Gorlia 等人对 EORTC 22844/22845 研究进行中心病理审议(排除了 21%非 LGG 患者)后所建立的预后模型再次证实了病理类型及肿瘤大小对于 PFS 及 OS 的独立预测作用,并且连同术前神经功能受损以及首次症状时间等另外两个预后因素将 LGG 患者分为低/中/高三个风险组,并且成功在 RTOG 9802 及 NCCTG 86-72-51 研究数据中进行了验证[3]。在 RTOG 同时开展的两项前瞻性研究中,首次使用年龄及手术切除程度两个危险因素将 LGG 患者分为低风险组(年龄小于 40 岁且肿瘤全切)以及高风险组[年龄≥40 岁和(或)肿瘤非全切]。对于低风险组患者采用密切观察直到肿瘤进展,对于高风险组患者进行随机分组并采用更为积极的治疗手段(辅助放疗±

PCV 化疗),结果显示低风险组及高风险组 5 年 OS 分别为 93% 和 66%[4,5]。虽然 RTOG 危险度分层标准并不具备如 EORTC 危险度分层模型一样的高级别循证医学证据,但是目前大多数研究及指南中更倾向于该分层方式[6,7]。(Ⅰ级证据)

2002 年 Pignatti 首次利用 EORTC 22844 试验数据建立了低级别胶质瘤风险预测模型,并通过 EORTC 22845 实验数据进行验证,最终将年龄≥40 岁、星形细胞瘤、肿瘤最大径≥6cm、肿瘤跨中线和术前神经功能受损五项指标确定为独立预后因素,其中低风险组患者(包含 0~2 个危险因素)预后明显优于高风险组(包含 3~5 个危险因素)[1]。

2011 年 Daniels 等人利用 North American Intergroup (NCCTG 86-72-51) 的试验数据验证了该风险模型对于 LGG 患者的预测价值[2]。但是作者同时指出星形细胞瘤及肿瘤最大径≥6cm 是其中最为重要的两个预后因素,并且依据这两个危险因素成功的将患者分为预后具有显著统计学差异的三个风险组,其中低风险组(无危险因素)、中等风险组(一个危险因素)以及高风险组(两个危险因素)的 PFS 及 OS 分别为 9.5 年和 12.6 年、3.9 年和 6.4 年以及 2.1 年和 3.5 年。(Ⅰ级证据)

专家观点

目前应用最为广泛的 EORTC 以及 RTOG 危险度分层标准在实际应用中面临的最大问题是,同一个患者采用两种分层方式可能得到不同的结果。例如对于年龄小于 40

岁且肿瘤全切的 RTOG 标准中低风险组患者如果同时伴有（星形细胞瘤、肿瘤最大径≥6cm、肿瘤跨中线和术前神经功能受损）这四项因素中的 3 项，按照 EORTC 标准则将会被纳入到高风险组。同样 RTOG 高风险组患者如果不伴有其他危险因素也有可能被纳入到 EORTC 低风险组。RTOG 9802 中"低风险"患者中肿瘤最大径>4cm、星形细胞、影像学有≥1cm 的残留，PFS 与高危患者结果一致。

　　因此两种分层标准都有各自的优点和不足，应在临床中结合使用，个体化分析，才能更准确的判断疾病风险。

（姜 炜 石 梅）

参考文献

[1] Pignatti F, Van Den Bent M, Curran D, et al. Prognostic factors for survival in adult patients with cerebral low-grade glioma[J]. J Clin Oncol, 2002, 20(8): 2076-2084.

[2] Daniels TB, Brown PD, Felten SJ, et al. Validation of EORTC prognostic factors for adults with low-grade glioma: a report using intergroup 86-72-51[J]. Int J Radiat Oncol Biol Phys, 2011, 81(1): 218-224.

[3] Gorlia T, Wu W, Wang M, et al. New validated prognostic models and prognostic calculators in patients with low-grade gliomas diagnosed by central pathology review: a pooled analysis of EORTC/RTOG/NCCTG phase Ⅲ clinical trials[J]. Neuro Oncol, 2013, 15(11): 1568-1579.

[4] Shaw EG, Berkey B, Coons SW, et al. Recurrence following neurosurgeon-determined gross-total resection of adult supratentorial low-

grade glioma:results of a prospective clinical trial[J]. J Neurosurg, 2008,109(5):835-841.

[5] Shaw EG,Wang M,Coons SW,et al. Randomized trial of radiation therapy plus procarbazine, lomustine, and vincristine chemotherapy for supratentorial adult low-grade glioma: initial results of RTOG 9802[J]. J Clin Oncol,2012,30(25):3065-3070.

[6] Baumert BG, Hegi ME, Van Den Bent MJ, et al. Temozolomide chemotherapy versus radiotherapy in high-risk low-grade glioma (EORTC 22033-26033): a randomised, open-label, phase 3 intergroup study[J]. Lancet Oncol,2016,17(11):1521-1532.

[7] National Comprehensive Cancer Network . Central Nervous System Cancer (Version 1. 2016)[J]. Accessed,2016 July 25.

3. WHO Ⅱ级胶质瘤术后治疗策略

● 对于高风险 WHO Ⅱ级胶质瘤,放疗是必要手段,可选择放疗+辅助化疗。

● 1p19q 缺失 WHO Ⅱ级胶质瘤,优先考虑化疗。

● 个体化考虑同步放化疗。

循证解析

EORTC 22033-26033 作为一项大型多中心随机对照研究,对 2005—2010 年 477 例高风险(至少具备一个 EORTC 分层标准中危险因素)的 LGG 患者随机分组(1:1)分别接受术后 RT(50.4Gy/28f)以及替莫唑胺剂量密度方案化疗(75mg/m² 21/28 12 周期),结果显示两组患者 PFS 无显著差异(46 vs 48 *P* = 0.22),OS 均未达到(中位随访 48 个月)。但是按照 IDH、1p19q LOH 等相关分子指标进行亚组分析后发现,IDHmt/1p19q non-LOH 患者 PFS 从 RT 治疗中获益更为明显(*P* = 0.0043)。对于其他两组(IDHmt/1p19q LOH、IDHwt)患者来说 RT 与替莫唑胺之间 PFS 无显著差异[1]。(Ⅰ级证据)

RTOG 0424 作为Ⅱ期单臂前瞻性临床研究,纳入了 129 例高风险(至少具备 3 个 EORTC 分层标准中相关危险因素)低级别胶质瘤患者,采用三维适性放疗技术进行照射 54Gy/30f 并进行 TMZ 同步及 12 个周期续贯化疗,3 年 OS 为 73.1%显著高于历史数据中采用单纯放疗的 54% (*P*<0.001)[2]。(Ⅲ级证据)

同时作者还将 RTOG 0424 的研究数据按照前文所提及的 Gorlia 危险度模型进行修正,结果显示,中等复发风险组患者较历史数据有所提高,但未见显著统计学差异,可能与中位随访时间过短(4.1 年)有关[3]。

1p19q LOH 作为重要的分子指标也已经被证实与胶质瘤化疗(PCV/TMZ)效果密切相关[4-6]。(Ⅰ、Ⅱ级证据)

专家观点

目前仍缺乏针对高风险低级别胶质瘤患者进行单纯替莫唑胺化疗对照同步放化疗的高级别循证医学研究结果。

从上述研究结果中可以发现,高风险低级别胶质瘤患者,不同于胶质母细胞瘤同步放化疗(Stupp)已成为公认的一线治疗方案,目前仍缺乏同时对比三种治疗方式的大型

RCT研究。除此之外正如前文所述,对于低级别胶质瘤目前尚无公认的高低风险分层标准,加之各大临床研究入组标准存在差异,最终导致各个研究结果之间缺乏可对比性。

(姜 炜 石 梅)

参 考 文 献

[1] Baumert BG, Hegi ME, Van Den Bent MJ, et al. Temozolomide chemotherapy versus radiotherapy in high-risk low-grade glioma (EORTC 22033-26033): a randomised, open label, phase 3 inter group study[J]. Lancet Oncol, 2016, 17(11): 1521-1532.

[2] Fisher BJ, Hu C, Macdonald DR, et al. Phase 2 study of temozolomide-based chemoradiation therapy for high-risk low-grade gliomas: preliminary results of Radiation Therapy Oncology Group 0424[J]. Int J Radiat Oncol Biol Phys, 2015, 91(3): 497-504.

[3] Daniels TB, Brown PD, Felten SJ, et al. Validation of EORTC prognostic factors for adults with low-grade glioma: a report using intergroup 86-72-51[J]. Int J Radiat Oncol Biol Phys, 2011, 81(1): 218-224.

[4] Cairncross G, Berkey B, Shaw E, et al. Phase Ⅲ trial of chemotherapy plus radiotherapy compared with radiotherapy alone for pure and mixed anaplastic oligodendroglioma: Intergroup Radiation Therapy Oncology Group Trial 9402[J]. J Clin Oncol, 2006, 24(18): 2707-2714.

[5] Van Den Bent MJ, Carpentier AF, Brandes AA, et al. Adjuvant procarbazine, lomustine, and vincristine improves progression-free survival but not overall survival in newly diagnosed anaplastic oligodendrogliomas and oligoastrocytomas: a randomized European Or-

ganisation for Research and Treatment of Cancer phase Ⅲ trial[J].
J Clin Oncol,2006,24(18):2715-2722.

[6] Vogelbaum MA,Hu C,Peereboom DM,et al. Phase Ⅱ trial of pre-ir-radiation and concurrent temozolomide in patients with newly diag-nosed anaplastic oligodendrogliomas and mixed anaplastic oligoas-trocytomas:long term results of RTOG BR0131[J]. J Neurooncol,2015,124(3):413-420.

4. 新诊断 WHO Ⅱ级胶质瘤术后放疗时机

- 低风险,密切观察,每 3~6 个月复查 MRI。
- 高风险,应尽早开始放疗及辅助化疗。
- 术后放疗应尽早开始,建议术后 4~8 周。

循证解析

推荐对于低风险病例,可以考虑密切随访观察。对于高风险病例应尽早开始放疗及辅助化疗。

放疗时间推荐术后患者一般情况允许的条件下尽早开始,建议为术后 4~8 周。

至今为止仅有一个有关治疗时间的随机对照Ⅲ期临床试验研究(EORTC 22845),该研究结果显示:术后早期放疗较延迟放疗虽然可以显著提高患者 PFS,但是对于 OS 无显著改善[1]。因此 2005 年报道的其长期随访结果指出,早期放疗虽然无助于 OS 的改善,但有助于肿瘤相关症状(癫痫等)的控制[2]。虽然此类文献不多,但依据肿瘤发展规律,对于高复发风险 LGG 患者放疗应尽早施行,术后 4~8 周

为大多数中心推荐的治疗时间。(Ⅰ级证据)

目前多数研究倾向对于高风险的术后低级别胶质瘤患者采取更为积极的治疗手段(放疗±辅助化疗)。从前文中可以看出:具备高级别循证医学证据的 EORTC 危险度分层方式中并不包含肿瘤残留这一危险因素,并且 5 个危险因素并无权重上的差别,其低风险组患者中可能纳入年龄≥40 岁、且术后肿瘤残留的目前公认高复发风险的 LGG 患者。RTOG 危险度分层标准的问题在于并未包含其他重要的预后相关因素,在其低风险组患者中可能包含 IDH 野生型弥漫星形细胞瘤这一预后类似于高分级胶质瘤的高复发风险亚型[3]。Shaw 等人指出 RTOG 低风险组患者采用单纯观察的方式,虽然 5 年 OS 为 93%,但 5 年的 PFS 仅为 48%,在经过 MR 对残留情况进行修正后 5 年内仍有 26% 的复发率,并且所有复发的患者中有一半出现进展为高级别胶质瘤[4]。NCCN 及中国中枢神经系统胶质瘤诊断与治疗指南中,仍采用 RTOG 危险度分层标准,对于低风险组(肿瘤全切/年龄≤40 岁患者)治疗推荐中既包含了密切观察,也建议了更为积极的放化疗,但并未明确指出该如何进行选择。(Ⅰ级证据)

因此,在 RTOG 危险度分层的基础上,联合 EORTC 标准中其他预后不良因素(星形细胞瘤、肿瘤最大径≥6cm、肿瘤跨中线和术前神经功能受损),及与预后及治疗相关的分子病理(IDH[5]、1p19q[6]、MGMT[7,8])指标,从而协助临床决策的制定,实现 LGG 的个体化治疗的目标。对于低风险病例(肿瘤全切且年龄≤40岁患者),还需评价其他相关危险因素(星形细胞瘤、肿瘤最大径≥6cm、肿瘤跨中线和术前神经功能受损、IDH wt、non-LOH 1p19q),如果不具备以上所有危险因素则可以考虑密切观察随访。除此之外的高风险组,则需要考虑尽早予以更为积极的治疗(放疗±化疗)。

少突胶质瘤是相对预后较好的组织病理类型,在有关LGG放疗时机的大型随机对照临床试验(EORTC 22845)中并未对该亚组作出分析[9]。一项针对低风险(肿瘤全切/年龄≤40岁LGG患者的Ⅱ期单臂临床观察研究中,亚组分析结果显示少突胶质瘤患者5年PFS为68%,显著高于星形/星形少突混合胶质瘤的46%(P=0.02),由于该研究入组过程中切除程度主要根据手术记录进行判断,因此进一步按照术后磁共振所示肿瘤残留(<1cm、1~2cm、>2cm)情况分析后,发现不同残留情况下,星形/星形少突混合胶质瘤与单纯少突胶质瘤组5年PFS分别为72% vs77%,12%vs 57%以及0% vs 25%,提示对于伴有肿瘤残留的少突胶质瘤患者,采用单纯观察的方式并不可取。同时该研究还指出肿瘤残留<1cm并且术前肿瘤最大径小于4cm的少突胶质瘤患者,2年及5年的PFS分别为100%及70%。上述结果除了再次肯定肿瘤残留是重要的预后因素外,还提示对于伴有较少肿瘤残留的少突胶质瘤患者,如果术后采取"wait and see"的治疗策略将会有30%概率在2~5年内复发[4]。(Ⅰ级证据)

成人少突胶质瘤患者多同时伴有 IDHmt 和 1p19q LOH 等分子生物学改变,而两者不但是 LGG 的预后因素,又是放化疗疗效的重要预测因素[5,6,10,11]。(Ⅲ级证据)

目前最新的 WHO 2016 版中枢神经系统病理分类中,首次在原有组织学基础上引入分子病理指标对弥漫型胶质瘤进行重新分类,将同时伴有 IDHmt 以及 1p19q LOH 的弥漫型胶质瘤定义为少突胶质瘤,IDH 突变及 1p19q 共缺失型[12]。对于[肿瘤全切(术后 MR)/年龄 <40 岁]少突胶质瘤患者,除了肿瘤残留以及年龄等因素外,还需要同其他 LGG 患者一样加入相关危险因素进行综合评价(如:肿瘤最大径≥6cm、肿瘤跨中线和术前神经功能受损、IDH 野生型、1p19q non-LOH),对于不具备上述危险因素的患者采取规范影像学随访观察下的"wait and see"策略可能更为合适。对于至少具备一个上述危险因素的少突胶质瘤患者来说则需尽早开始辅助放化疗。

对于[肿瘤非全切(术后 MR)或年龄≥40 岁]少突胶质瘤患者,RTOG 9802 研究的长期随访结果显示,接受单纯 RT 治疗后 5 年 PFS 就已经接近 70%,联合 PCV 方案化疗后还可以进一步提高[13]。(Ⅰ级证据)

近期 EORTC 22033-26033 研究结果显示 IHD mt 且 1p19q LOH 亚组(符合 2016 WHO 少突胶质瘤分子病理诊断标准)高风险(至少具备一个 EORTC 分层标准中危险因

素)的 LGG 患者,术后接受替莫唑胺化疗或 RT 两者之间 PFS 无统计学差异[14]。(Ⅰ级证据)

虽然采用替莫唑胺同步放化疗方案的 RTOG 0424 研究中并未对少突胶质瘤患者进行单独的亚组分析,但理论上对于该放化疗敏感的特殊病理类型患者采用治疗强度更大的同步放化疗方案有可能进一步提高治疗效果[15]。因此推荐高风险少突胶质瘤患者尽早开始辅助放化疗。(Ⅱ级证据)

（姜炜 石梅）

参考文献

[1] Karim AB,Afra D,Cornu P,et al. Randomized trial on the efficacy of radiotherapy for cerebral low-grade glioma in the adult:European Organization for Research and Treatment of Cancer Study 22845 with the Medical Research Council study BRO4:an interim analysis[J]. Int J Radiat Oncol Biol Phys,2002,52(2):316-324.

[2] Van Den Bent MJ,Afra D,De Witte O,et al. Long-term efficacy of early versus delayed radiotherapy for low-grade astrocytoma and oligodendroglioma in adults:the EORTC 22845 randomised trial[J]. Lancet,2005,366(9490):985-990.

[3] Brat DJ,Verhaak RG,Aldape KD,et al. Comprehensive,Integrative Genomic Analysis of Diffuse Lower-Grade Gliomas[J]. N Engl J Med,2015,372(26):2481-2498.

[4] Shaw EG,Berkey B,Coons SW,et al. Recurrence following neurosurgeon-determined gross-total resection of adult supratentorial low-

grade glioma：results of a prospective clinical trial［J］. J Neurosurg，
2008，109（5）：835-841.

［5］ Sanson M，Marie Y，Paris S，et al. Isocitrate dehydrogenase 1 codon
132 mutation is an important prognostic biomarker in gliomas［J］. J
Clin Oncol，2009，27（25）：4150-4154.

［6］ Smith JS，Perry A，Borell TJ，et al. Alterations of chromosome arms
1p and 19q as predictors of survival in oligodendrogliomas，astrocyto-
mas，and mixed oligoastrocytomas［J］. J Clin Oncol，2000，18（3）：
636-645.

［7］ Komine C，Watanabe T，Katayama Y，et al. Promoter hypermethylation of
the DNA repair gene O6-methylguanine-DNA methyltransferase is an
independent predictor of shortened progression free survival in patients
with low-grade diffuse astrocytomas［J］. Brain Pathol，2003，13（2）：
176-184.

［8］ Everhard S，Kaloshi G，Criniere E，et al. MGMT methylation：a marker
of response to temozolomide in low-grade gliomas［J］. Ann Neurol，
2006，60（6）：740-743.

［9］ Karim AB，Afra D，Cornu P，et al. Randomized trial on the efficacy
of radiotherapy for cerebral low-grade glioma in the adult：European
Organization for Research and Treatment of Cancer Study 22845
with the Medical Research Council study BRO4：an interim
analysis［J］. Int J Radiat Oncol Biol Phys，2002，52（2）：
316-324.

［10］ Leu S，Von Felten S，Frank S，et al. IDH/MGMT-driven molecular
classification of low-grade glioma is a strong predictor for long-term
survival［J］. Neuro Oncol，2013，15（4）：469-479.

[11] Yan H, Parsons DW, Jin G, et al. IDH1 and IDH2 mutations in gliomas[J]. N Engl J Med, 2009, 360(8):765-773.

[12] Louis DN, Perry A, Reifenberger G, et al. The 2016 World Health Organization Classification of Tumors of the Central Nervous System: a summary[J]. Acta Neuropathol, 2016, 131(6):803-820.

[13] Buckner JC, Shaw EG, Pugh SL, et al. Radiation plus Procarbazine, CCNU, and Vincristine in Low-Grade Glioma[J]. N Engl J Med, 2016, 374(14):1344-1355.

[14] Baumert BG, Hegi ME, Van Den Bent MJ, et al. Temozolomide chemotherapy versus radiotherapy in high-risk low-grade glioma (EORTC 22033-26033): a randomised, open-label, phase 3 intergroup study[J]. Lancet Oncol, 2016, 17(11):1521-1532.

[15] Fisher BJ, Hu C, Macdonald DR, et al. Phase 2 study of temozolomide-based chemoradiation therapy for high-risk low-grade gliomas: preliminary results of Radiation Therapy Oncology Group 0424 [J]. Int J Radiat Oncol Biol Phys, 2015, 91(3):497-504.

5. WHO Ⅱ级胶质瘤术后放疗剂量分割方案

- 术后放射治疗推荐剂量总量为45~54Gy,单次剂量1.8~2Gy/次。
- 残留病灶的放射治疗剂量大于50Gy。
- 提高残留病灶区的剂量需要开展进一步临床研究。

循证解析

目前,关于低级别胶质瘤放疗剂量的前瞻性随机对照研究有两项(NCCTG86-72-51[1]和 EORTC22844[2])。NCCTG86-72-51 研究一共入组 203 例(29 例接受肿瘤全切术,71 例接受肿瘤次全切除术,103 例接受肿瘤活检术,肿瘤切除的程度作为进行随机分层的变量之一),高剂量组(64.8Gy/36F)102 例,低剂量组(50.4 Gy/28F)101 例。中位随访时间为 6.43 年,高剂量组和低剂量组 5 年的生存率分别为 64%和 72%($P=0.48$),2 年 3~5 级放射性脑坏死的发生率分别为 5%和 2.5%($P=0.04$),多因素分析显示,年龄、病理类型和肿瘤大小(不包括放疗剂量)是重要预后影响因素。EORTC 22844 研究一共入组 379 例[2],随机分为高剂量组(59.4Gy/6.6 周)和低剂量组(45Gy/5 周)。中位随访时间 74 个月,高剂量组和低剂量组在 5 年生存率(59% vs 58%,$P=0.73$)和无进展生存率(50% vs 47%,$P=0.94$)均无统计学差异。另外,在 EORTC 22844 研究中,根据肿瘤切除的程度分为三组(<50%、50~89%、90~100%),三组分别占全组的 45%、30%和 25%。三组中,高剂量放疗均未带来生存获益。(Ⅰ级证据)

在一项纳入 37 例术后明确有残留病灶的低级别胶质瘤前瞻性Ⅱ期研究中[3],术后放疗采用肿瘤外扩 2cm 给予 55Gy/50F/5 周($\alpha/\beta=10Gy$,EQD2 = 50.9Gy)后,缩野至肿瘤外扩 1cm 推量 17.6Gy/16F/1.5 周($\alpha/\beta=10Gy$,EQD2 = 16.3Gy)(1.1Gy 每天两次)。中位随访时间为 121 个月,10 年生存率为 67%。15 例出现野内进展,2

例出现野边缘进展,另外,所有患者均未出现脑坏死。(Ⅲ级证据)

在一项纳入 107 例低级别胶质瘤的回顾性研究中[4],对于接受部分切除(<50%)的患者,术后放疗剂量≤50Gy 组和>50Gy 组中位生存期分别为 16.5 个月和 109.2 个月。多因素分析显示,放疗剂量与患者预后相关,对于接受部分切除的低级别胶质瘤患者,术后放疗剂量推荐>50Gy。(Ⅲ级证据)

需要强调的是,在 NCCTG86-72-51 研究中[1],多因素分析显示,年龄、病理类型和肿瘤大小(不包括放疗剂量)是重要预后影响因素;在 EORTC 22844 研究中,根据肿瘤切除的程度分为三组(<50%、50%~89%、90%~100%),三组分别占全组的 45%、30% 和 25%。三组中,高剂量放疗均未带来生存获益。

专家观点

从上述的两项前瞻性研究(NCCTG86-72-51[1] 和 EORTC22844[2])可以看出,对于低级别胶质瘤,放疗剂量在 45~64.8Gy 范围内,并未观察到剂量效应关系。目前的研究中[5],50.4Gy/28F(EORTC22033)或 54Gy/30F(RTOG 9802)被推荐为低级别胶质瘤放疗方案。鉴于放疗对认知功能的影响,对位于某些功能区的肿瘤(如:颞叶),放疗 45Gy 也是可以接受的。

需要注意的是,这两项研究均基于 CT 影像以及采用的是传统放疗技术。基于现代影像(MRI 及功能影像)及

现代放疗技术的低级别胶质瘤放疗剂量与疗效的关系有待
进一步的临床研究结果。

（陈晓钟　石　梅）

参 考 文 献

［1］Shaw E,Arusell R,Scheithauer B,et al. Prospective randomized trial
of low-versus high-dose radiation therapy in adults with supratentorial
low-grade glioma:initial report of a North Central Cancer Treatment
Group/Radiation Therapy Oncology Group/Eastern Cooperative
Oncology Group study. J Clin Oncol. 2002;20(9):2267-2276.

［2］Karim AB,Maat B,Hatlevoll R,et al. A randomized trial on dose-
response in radiation therapy of low-grade cerebral glioma:Euro-
pean Organization for Research and Treatment of Cancer
（EORTC）Study 22844. Int J Radiat Oncol Biol Phys. 1996;36
（3）:549-556.

［3］Jeremic B,Milicic B,Grujicic D,et al. Hyperfractionated radiation
therapy for incompletely resected supratentorial low-grade glioma:a
10-year update of a phase Ⅱ study. Int J Radiat Oncol Biol
Phys. 2003;57:465-471.

［4］Leighton C,Fisher B,Macdonald D,et al. The dose-volume interaction
in adult supratentorial low-grade glioma:higher radiation dose is ben-
eficial among patients with partial resection. J Neurooncol 2007;82:
165-170.

［5］Chan MD. Recent technical advances and indications for radiation
therapy in low-grade glioma. Semin Radiat Oncol. 2015;25(3):
189-196.

6. WHO Ⅱ级胶质瘤部分切除术后或活检后靶区勾画原则

● 弥漫低级别胶质瘤部分切除术后或活检后的靶区勾画原则

● 术后的靶区界定依据术前和术后的 MR 影像,通常采用 FLAIR 序列和 T_2 序列中高信号的区域定义为 GTV;在 GTV 外放1~2cm 作为 CTV。

● 对于弥漫多病灶的低级别胶质瘤建议在放疗 45Gy 左右时复查 MRI,适时调整计划方案。

● 肿瘤侵犯脑室的低级别胶质瘤靶区勾画

● 靶区勾画的建议与其他部分的低级别胶质瘤相同。

● 低级别胶质瘤术后较大残腔的靶区勾画

● 推荐整个残腔作为 GTV 的一部分。

● 囊性肿瘤占位效应较大,常挤压周围脑组织,行手术切除后较小残腔的靶区勾画

● 强调根据术后放疗前 MRI 和 CT 模拟显示的残腔勾画 GTV,不需要包全术前囊腔的范围。

循证解析

颅内肿瘤的靶区勾画的金标准是依据磁共振影像来确定。由于放疗定位均采取 CT 定位,故建议靶区勾画采用 CT 与 MR 图像融合方式确定。2016 版 NCCN 指南中建议,

对于低级别胶质瘤术后的靶区界定依据术前和术后的 MR 影像,通常采用 FLAIR 序列和 T_2 序列中高信号的区域定义为 GTV;在 GTV 外放 1~2cm 作为 CTV。

根据 EORTC22033-26033/CE5 的研究结果[1],具体靶区勾画的方法如下:

大体靶区(GTV)——CT 扫描的低密度区与 MR 扫描 T_2 或 FLAIR 序列中的高信号区相一致的部分,包括 CT 扫描的增强部分或术后残腔+任何残留的肿瘤。

临床靶区(CTV)——GTV 外放 1~2cm,超出解剖屏障的部分适当修回,可仅包括 0.5cm 的解剖屏障外的结构。

计划靶区(PTV)——CTV 在三维方向上外放一定的范围(根据各家单位机械误差、摆位误差等的不同确定)作为 PTV。(Ⅰ级证据)

专家观点

因低级别胶质瘤血供较差,常常沿神经纤维弥漫性生长,在 1990 年以前,曾经有临床研究采用全脑照射的方式,但此后多个临床研究结果表明[2-5],几乎所有的复发部位(92%~100%)仍然是放疗前 CT 显示为低密度区域包括 CT 增强的区域或 MR-T_2 序列中高信号的区域或周边范围。RTOG 联合北方肿瘤协作组、东部肿瘤协作组开展了 203 例低级别胶质瘤低剂量(50.4Gy/28 次)与高剂量照射(64.8 Gy/36 次)的前瞻性随机对照临床研究[6],GTV 外放 2cm 作为 CTV,照射 50.4Gy/28 次;高剂量组在此基础上,GTV 外放 1cm,加量至 64.8 Gy/36 次。结果显示,无论低剂量组还是

高剂量组,其92%的复发部位为照射野内。因此将以上范围作为低级别胶质瘤术后放疗的靶区成为共识。(Ⅲ级证据)

弥漫多灶性低级别胶质瘤沿脑白质弥漫性生长,往往生长缓慢,一旦发现,病灶范围较大,手术难以完整切除,因此对于仅行部分切除或者活检手术的患者,术后残留的病变范围依据 MR-T$_2$/FLAIR 确定[7,8]。患者生存期相对较长,对认知功能的保护格外重要,因此建议术后放疗期间,放疗至45Gy 左右复查 MRI,残留病灶周围外放 1cm,加量至54Gy[9]。(Ⅲ级证据)

侵犯侧脑室室管膜下区的胶质母细胞瘤具有更强的侵袭性,生存显著劣于不伴有该区域侵犯的患者[10],增加同侧室管膜下区照射剂量,可以显著提高患者生存[11]。但目前低级别胶质瘤缺乏类似的研究,靶区勾画建议与其他部位的低级别胶质瘤相同。

部分体积较大的低级别胶质瘤患者,在术后颅内有较大的手术残腔。关于残腔对放疗的影响,目前很少有研究报道。在靶区设计时,考虑到残腔内可能有肿瘤细胞污染,推荐整个残腔作为 GTV 的一部分。

囊性肿瘤占位效应较大,常挤压周围脑组织。在手术中吸出囊液后,瘤体常常萎缩、缩小。因而,在手术切除瘤体后,手术残腔往往较术前瘤体显著缩小。在靶区勾画时,考虑到术前囊腔部位术后被正常脑组织填充,因此 GTV 不需要强调包括术前囊腔的范围,但是需要包括手术后形成的残腔。

（闫　婧　杨坤禹　石　梅）

参 考 文 献

[1] Fairchild A, Weber DC, Bar-Deroma R, et al. Quality assurance in the EORTC 22033-26033/ CE5 phase Ⅲ randomized trial for low grade glioma: the digital individual case review. Radiother Oncol. 2012;103(3):287-292.

[2] Lo SS, Hall WA, Cho KH. Radiation dose response for supratentorial low-grade glioma -institutional experience and literature review. J Neurol Sci. 2003;214(1-2):43-48.

[3] Pu AT, Sandler HM, Radany EH, et al. Low grade gliomas: preliminary analysis of failure patterns among patients treated using 3D conformal external beam irradiation. Int J Radiat Oncol Biol Phys. 1995;31(3): 461-466.

[4] Combs SE, Schulz-Ertner D, Thilmann C, et al. Fractionated stereotactic radiation therapy in the management of primary oligodendroglioma and oligoastrocytoma. Int J Radiat Oncol Biol Phys 2005; 62(3):797-802.

[5] Mansur DB, Hekmatpanah J, Wollman R, et al. Low grade gliomas treated with adjuvant radiation therapy in the modern imaging era. Am J Clin Oncol. 2000;23(3):222-226.

[6] Shaw E1, Arusell R, Scheithauer B, et al. Prospective randomized trial of low-versus high-dose radiation therapy in adults with supratentorial low-grade glioma: initial report of a North Central Cancer Treatment Group/Radiation Therapy Oncology Group/Eastern Cooperative Oncology Group study. J Clin Oncol. 2002;20(9):2267-2276.

[7] Duffau H, Taillandier L. New concepts in the management of diffuse

low-grade glioma:Proposal of a multistage and individualized thera-
peutic approach . Neuro Oncol. 2015;17(3):332-342.

[8] Youland RS,Schomas DA,Brown PD,et al. Changes in presentation,
treatment,and outcomes of adult low-grade gliomas over the past fifty
years. Neuro Oncol. 2013;15(8):1102-1110.

[9] Karim AB,Maat B,Hatlevoll R,et al. A randomized trial on dose-
response in radiation therapy of low-grade cerebral glioma:Euro-
pean Organization for Research and Treatment of Cancer
(EORTC) Study 22844. Int J Radiat Oncol Biol Phys. 1996;
36(3):549-556.

[10] Mistry AM, Hale AT, Chambless, et al. Influence of glioblastoma
contact with the lateral ventricle on survival:a meta-analysis. J
Neurooncol. 2017;131(1):125-133.

[11] Chen L,Guerrero-Cazares H,Ye X,et al. Increased subventricular
zone radiation dose correlates with survival in glioblastoma patients
after gross total resction. Int J Radiat Oncol Biol Phys. 2013;
86(4):616-622.

7. WHO Ⅱ级胶质瘤放疗过程的疗效评估

● 放射治疗过程中,建议根据病例特点适时进行影像学评估,酌情修改放疗计划。

循证解析

推荐在局部累积剂量 45Gy/25f 时对患者进行头部 MRI T_2/FLAIR 以及 T_1 增强检查,根据 RANO 标准进行放疗期间疗效评价,并制定进一步推量放疗计划,推量放疗靶区及照射剂量:针对 T_2/FLAIR 所显示异常信号区域予以不超过外扩 1cm 的外扩边界生成推量放疗 CTV,并针对该区域进一步推量放疗 9Gy/5f[1-6]。(Ⅰ和Ⅱ级证据)

（姜 炜 石 梅）

参 考 文 献

[1] Baumert BG,Hegi ME,Van Den Bent MJ,et al. Temozolomide chemotherapy versus radiotherapy in high-risk low-grade glioma（EORTC 22033-26033）:a randomised,open-label,phase 3 intergroup study [J].Lancet Oncol,2016,17(11):1521-1532.

[2] Van Den Bent MJ,Afra D,De Witte O,et al. Long-term efficacy of early versus delayed radiotherapy for low-grade astrocytoma and oligodendroglioma in adults:the EORTC 22845 randomised trial [J]. Lancet,2005,366(9490):985-990.

[3] Buckner JC,Shaw EG,Pugh SL,et al. Radiation plus Procarbazine, CCNU,and Vincristine in Low-Grade Glioma [J]. N Engl J Med, 2016,374(14):1344-1355.

[4] Fisher BJ,Hu C,Macdonald DR,et al. Phase 2 study of temozolomide-based chemoradiation therapy for high-risk low-grade gliomas:preliminary results of Radiation Therapy Oncology Group 0424 [J].Int J Radiat Oncol Biol Phys,2015,91(3):497-504.

[5] Karim AB,Maat B,Hatlevoll R,et al. A randomized trial on dose-response in radiation therapy of low-grade cerebral glioma:European Organization for Research and Treatment of Cancer （EORTC） Study 22844 [J]. Int J Radiat Oncol Biol Phys, 1996,36(3):549-556.

[6] Van Den Bent MJ，Wefel JS，Schiff D，et al. Response assessment in neuro-oncology（a report of the RANO group）：assessment of outcome in trials of diffuse low-grade gliomas［J］. Lancet Oncol，2011；12（6）：583-593.

二、复发 WHO Ⅱ 级胶质瘤放疗

1. 复发 WHO Ⅱ 级胶质瘤的诊断

● 最佳的诊断方式：明确病理，立体定向活检或二次手术。

● 无法获得病理诊断的病例：结合临床、症状和影像学表现。

● 无法获得病理的诊断的病例也可以结合 RANO 标准进行判断。

● 借助分子生物学标记物判断预后。

循证解析

由于肿瘤进展模式的异质性，一般建议在开始挽救治疗之前进行病理确认。来自梅奥医学中心的 51 例先前照射过 LGG，疑似复发的患者的活检证实了病理结果的异质性，包括单独的肿瘤（59%），肿瘤加坏死（33%），放射性坏死（6%）和辐射诱导的肉瘤（3%）。此外，63% 的复发肿瘤在活检时具有较高的分级[1]。（Ⅲ级证据）

低级别胶质瘤，磁共振信号多较均匀，瘤周水肿较轻，增强后强化多不明显，部分呈不均匀强化。高级别胶质瘤，磁共振信号多不均匀，瘤周水肿较重，增强后强化明显且不均匀。

MRI 检查一般在术前即可预知其恶性程度[2]。(Ⅲ级证据)

根据 RANO 标准,出现以下任意一种情形可定义为肿瘤进展:①出现新病灶或新强化灶以及强化灶的增大(恶性转化的影像学证据);②与基线扫描或初始治疗后的最低肿瘤负荷时相比,T_2 或 FLAIR 序列上非强化病灶体积增加超过 25%,或皮质激素剂量的增加,排除放射效应或其他合并症(如癫痫,感染等)所引起;③临床症状的恶化,排除其他非肿瘤因素或激素减量所引起[3]。(Ⅰ级证据)

Smith JS 等[4]研究纳入 162 例弥漫性低级别神经胶质瘤患者(星形细胞瘤 79 例,少突神经胶质瘤 52 例,混合型少突星型神经胶质瘤 31 例),评估染色体臂 1p/19q 对于弥漫性低级别胶质瘤诊断和判断预后的意义。研究结果显示少突胶质细胞瘤与 1p 缺失($P = 0.0002$),19q 缺失($P < 0.0001$),1p-19q 联合缺失($P < 0.0001$)呈显著相关,1p-19q 联合缺失是少突胶质细胞瘤 OS 延长的单变量预测因子($P = 0.03$),且是患者年龄和肿瘤级别效应校正后的显著预测因子($P < 0.01$)。这种显著相关性未见于星形细胞瘤和混合型少突星型神经胶质瘤。

1p/19q 杂合性缺失是少突胶质细胞来源的低级别胶质瘤患者预后较好的独立预后因素。(Ⅲ级证据)

Houillier C 等[5]研究纳入 271 例低级别胶质瘤患者,结果显示 IDH 突变和 1p-19q 联合缺失单变量($P = 0.002$ 和 $P = 0.0001$)及多变量($P = 0.003$ 和 $P = 0.004$)分析均与 OS 延长显著相关,1p-19q 联合缺失、MGMT 启动子甲基化和 IDH 突变与替莫唑胺更高应答率显著相关($P = 0.01$),未治疗亚组(手术除外)1p-19q联合缺失单变量分析发现其与PFS延长显著相关,但IDH突变未发现显著差异。(Ⅲ级证据)

(何侠 石梅)

参考文献

[1] Chan MD. Recent Technical Advances and Indications for Radiation Therapy in Low-Grade Glioma. Semin Radiat Oncol. 2015;25(3):189-196.

[2] Ricard D,Idbaih A,Ducray F,et al. Primary brain tumours in adults. Lancet,2012;379(9830):1984-1996.

[3] MJ van den Bent,JS Wefel,D Schiff,et al. Response assessment in neuro-oncology(a report of the RANO group):assessment of outcome in trials of diffuse low-grade gliomas. Lancet Oncol. 2011; 12;583-593.

[4] Smith JS,Perry A,Borell TJ,et al. Alterations of chromosome arms 1p and 19q as predictors of survival in oligodendrogliomas,astrocytomas, and mixed oligoastrocytomas[J]. J Clin Oncol,2000;18(3):636-645.

[5] Houillier C,Wang X,Kaloshi G,et al. IDH1 or IDH2 mutations predict longer survival and response to temozolomide in low-grade gliomas. Neurology. 2010;75(17):1560-1566.

2. 复发 WHO Ⅱ级胶质瘤治疗建议

● 可手术患者,首选再次手术治疗

• 根据术后不同病理类型进入治疗流程。

• 既往未行术后放化疗,可按照高危 LGG 原则治疗方案处理。

• 既往仅行术后单纯放疗,可以选择化疗为主的治疗方案。

● 既往行术后放化疗治疗,安全前提下行再程放化疗,推荐进入临床试验。

● 无法手术

● 既往没有做过放化疗的,可以按照高危 LGG 处理。

● 既往做过单纯放疗,可以选择化疗为主的治疗方案。

● 肿瘤直径≤3.5cm,安全前提下(如危及器官不在高剂量区)可选用 SRT 治疗。

● 既往行术后放化疗治疗,安全前提下行再程放化疗,推荐进入临床试验。

循证解析

● 可手术患者,首选再次手术治疗

《2015 中国中枢神经系统胶质瘤诊断与治疗》建议[1]:复发后仍为低级别者按低级别胶质瘤处理,如变化为高级别胶质瘤则按高级别胶质瘤处理。

2007 年 Kaloshi 等回顾性分析了单中心 149 例进展的低级别胶质瘤(仅进行过手术治疗未进行过放疗)采用 TMZ 标准化疗方案(5/28 天疗法)的疗效,平均用药 14 个疗程。53%的患者化疗有效,37%病情稳定,中位无进展生存期 28 个月,86 例 1p19q 杂合子缺失检测中 42%患者存在 1p19q 缺失,1p19q 缺失的患者 TMZ 疗效明显好于无 1p19q 缺失的患者,包括无进展生存期和总生存期,同时该研究证明,TMZ 对于初治的进展性低级别胶质瘤有显著效果[2]。(Ⅲ级证据)

《2015 中国中枢神经系统胶质瘤诊断与治疗》建议[1]:

低级别胶质瘤肿瘤进展和复发的患者,能手术的患者应再次手术。以往没有进行放疗的患者可以选择放疗,已经行放疗的患者应进行化疗。

《2015中国中枢神经系统胶质瘤诊断与治疗》建议[1]:低级别胶质瘤肿瘤进展和复发的患者如果放化疗后肿瘤继续进展,需考虑:①选择另一种化疗方案;②考虑再次放疗;③更好的支持疗法。

● **无法手术**

通过评估确认复发的患者,无法手术意味着肿瘤未切或"次全切",可给予放疗化疗。RTOG 9802的3期临床试验将新诊断的大于40岁或未完全手术切除的LGG患者随机分为放疗组和放疗联合PCV化疗组。最初的结果显示FPS有增加,当中位随访时间12年时,显示放疗联合PCV化疗组OS显著提高(中位生存时间分别为13.3年和7.8年),因此将放化综合治疗作为高危LGG患者的标准治疗方案[3]。(Ⅰ级证据)

有多篇回顾性文献[4-7]报道,对无法手术的脑瘤患者及复发的胶质瘤患者行SRT是安全有效的。但需考虑到之前的放疗剂量,总剂量,以及肿瘤大小和位置,特别是涉及到重要器官,大多数研究SRT未行同步化疗。(Ⅲ级证据)

《2015中国中枢神经系统胶质瘤诊断与治疗》建议[1]。低级别胶质瘤肿瘤进展和复发的患者如果放化疗后肿瘤继续进展,需考虑:①选择另一种化疗方案;②考虑再次放疗;③更好的支持疗法。

(何 侠 石 梅)

参考文献

[1] 中国中枢神经系统胶质瘤诊断与治疗指南(2015). 中华医学杂志. 2016;96(7):485-509.

[2] Kaloshi G, Benouaich-Amiel A, Diakite F, et al. Temozolomide for low-grade gliomas:predictive impact of 1p/19q loss on response and outcome. Neurology. 2007;68(21):1831-1836.

[3] Shaw E, Wang M, Coons S, et al. Randomized trial of radiation therapy plus procarbazine, lomustine and vincristine chemotherapy for supratentorial adult low-grade glioma:Initial results of RTOG 9802. J Clin Oncol. 2012; 30:3065-3070.

[4] Combs SE, Thilmann C, Edler L, et al. Efficacy of fractionated stereotactic reirradiation in recurrent gliomas:long-term results in 172 patients treated in a single institution. J Clin Oncol. 2005;23(34):8863-8869.

[5] Chan MD. Recent Technical Advances and Indications for Radiation Therapy in Low-Grade Glioma. Semin Radiat Oncol. 2015;25(3):189-196.

[6] Michael van Kampen, MD. Low-Grade Astrocytoma:Treatment with Conventionally Fractionated Stereotactic Radiation Therapy. Radiology. 1996;201:275-278.

[7] XIAO Jian-ping. Fractionated Stereotactic Radiotherpy in Patients with Brain Tumor Which Were not Suitable for Surgery. Chin J Neuro immunol & Neurol 2006,13(1):143-145.

3. 复发 WHO Ⅱ级胶质瘤的再程放疗靶区勾画原则

● MRI T_1 增强且 T_2/FLAIR 异常信号,将强化区域和无 MRI T_1 强化灶的 T_2/FLAIR 异常信号区域作为 GTV,外放 1cm 作为 PTV。

● 无 MRI 强化灶,勾画 T_2/FLAIR 异常信号区域作为 GTV,外放 1cm 形成 PTV。

循证解析

再程放疗需要借助多模态影像明确 MRI T_1 强化灶为复发病灶。低级别胶质瘤在 CT 和 MRI 上通常表现为非增强病灶,但有研究表明低级别胶质瘤 15%~40% 呈现增强。在 MRI 的 T_2 或液体衰减反转恢复(FLAIR)序列上最容易确定肿瘤大小。对于肿瘤大小的界定 FLAIR 优于 T_2,因此能清楚的显示肿瘤和水肿或肿瘤和脑脊液之间的界线。推荐将定位 CT 与 T_2 或 FLAIR 序列融合,如有 MRI T_1 强化灶,应将此强化灶一并勾画为 GTV[1,2](Ⅲ级证据)。NCCTG 86-72-51[3] 研究进行了失效模式的分析,结果显示大部分(92%)的 LGG 在高剂量区域复发。边缘复发(在靶区外 2cm 内)和野外复发的比例较低(分别为 3% 和 2%)。因此为减少正常脑组织再程受照,不设 CTV,GTV 外放 1cm 形成 PTV。(Ⅲ级证据)

(何 侠 石 梅)

参考文献

[1] Kreth FW, Faist M, Rossner R, et al. Supratentorial World Health Organization Grade 2 astrocytomas and oligoastrocytomas. Anew-pattern of prognostic factors. Cancer. 1997; 79:370-379.

[2] Ginsberg LE, Fuller GN, Hashmi M, et al. The significance of lack of MR contrast enhancement of supratentorial brain tumors in adults: Histo-pathological evaluation of a series. Surg Neurol. 1998; 49: 436-440.

［3］Shaw E,Arusell R,Scheithauer B,et al. Prospective randomized trial
of low-versus high-dose radiation therapy in adults with supratentorial
low-grade glioma：Initial report of a North Central Cancer Treatment
Group/Radiation Therapy Oncology Group/Eastern Cooperative
Oncology Group study. J Clin Oncol. 2002；20：2267-2276.

4. WHO Ⅱ级胶质瘤术后 CNS 播散治疗方案的选择

● 全身化疗、鞘内化疗、全中枢神经系统放疗、局部放疗，单独或联合使用均是可选的治疗方案。

● 治疗方案的选择应基于对患者的评估。

● 评估因素应包含：①是否有严重的伴随症状：显著颅内压升高、脊髓压迫、疼痛等；②原发病灶控制情况：局部控制良好或复发；③既往的治疗方案及治疗反应；④患者目前体能状况及对于后续治疗耐受性评价；⑤肿瘤病理类型（少突 or 星型）及相关分子生物学指标（IDH /1p19q/MGMT 等）。

● 可依据既往治疗反应和分子生物学指标选择化疗方案，对于 1p19q 共缺失和（或）MGMT 甲基化病例，建议应用 TMZ 剂量密度方案。

● 鞘内化疗仅适用于不伴脑脊液循环梗阻病例，首选药物为阿糖胞苷，其次为甲氨蝶呤。

● 只建议既往未接受过放射治疗，且分子病理表现为 IDH 突变、MGMT 启动子非甲基化以及 1p19q 非共缺失、年轻、体能状况较佳的患者采用全中枢神经系统放疗。

● 针对主要责任病灶（压迫脊髓、阻塞脑脊液循环等）可行局部放射治疗以缓解相应症状。

WHO Ⅱ级胶质瘤常见问题

循证解析

一项回顾性研究指出 LGG 患者术后 CNS 播散的发生率大约为 7%～10%[1]。既往研究认为肿瘤邻近脑室系统,以及手术操作造成的脑室系统开放等均为肿瘤 CNS 播散的高风险因素[2,3]。对于出现 CNS 播散的 LGG 患者,替莫唑胺、贝伐单抗以及鞘内注射化疗(阿糖胞苷/甲氨蝶呤)等均为可选治疗方案[4,5]。(Ⅲ、Ⅳ级证据)

专家观点

在制定治疗方案之前必须首先对以下重要因素进行评估:①严重伴随症状(显著颅内压升高、脊髓压迫、疼痛);②原发病灶控制情况(局部控制良好或复发);③既往辅助治疗方案及治疗反应;④患者目前体能状况及对于后续治疗耐受性;⑤肿瘤病理类型(少突或星型)及相关分子生物学指标(IDH /1p19q/MGMT 等)。对上述情况进行综合评估后按照在化疗基础上(系统化疗±鞘内化疗)联合放疗手段(局部±全中枢)的原则选择治疗手段。

系统化疗首选具有高度血脑屏障通透性的烷化剂类药物,推荐对于含有少突胶质瘤成分、既往原发病灶化疗有效(CR/PR)、相关分子指标中伴有 MGMT 启动子甲基化或1p19q 共缺失的患者应用替莫唑胺治疗(推荐剂量密度方案),同时可以联合贝伐单抗治疗。其次,对于不含有上述烷化剂化疗获益因素,但体能状况较佳的患者可考虑在贝伐单抗的基础上联合其他化疗方案(伊立替康、长春新碱以及铂类等)。

鞘内化疗(甲氨蝶呤/阿糖胞苷)仅适用于不伴脑脊液

循环梗阻的患者。对于药物选择,Glantz 等人报道的一项随机对照研究结果显示,对于脑膜转移患者,脂质体阿糖胞苷较 MTX 在治疗反应率(26% vs 20% , $P=0.76$)及症状稳定时间(58 天 vs 30 天,$P=0.007$)等方面均体现出优势[6]。因此首选脂质体阿糖胞苷鞘内化疗。

对于放疗,不同于生殖细胞瘤及髓母细胞瘤 CNS 播散后全中枢神经系统放疗的良好疗效,目前仍无任何证据支持全中枢神经系统放疗可以使 CNS 播散的 LGG 患者获益。同时全中枢神经系统放疗相关治疗毒性(消化道反应、骨髓抑制等),不但会影响患者的生活质量同时还会造成化疗无法顺利进行,因此需避免盲目的进行全中枢神经系统放疗。

只建议既往未接受过放射治疗且分子病理表现为 IDH 突变、MGMT 启动子非甲基化以及 1p19q 非共缺失、年轻、体能状况较佳的患者采用全中枢神经系统放疗。对于其余患者建议针对主要责任病灶(压迫脊髓、阻塞脑脊液循环等)进行局部放射治疗以缓解相应症状。

除此之外,CNS 播散的 LGG 患者脑室腹腔分流及止痛药物有助于缓解脑积水所致的颅内压升高及神经根刺激症状,从而提高患者治疗依从性保证放化疗的顺利进行。

(姜炜 石梅)

参 考 文 献

[1] Perilongo G, Garre ML, Giangaspero F. Low-grade gliomas and lepto-meningeal dissemination: a poorly understood phenomenon [J].

Childs Nerv Syst,2003,19(4):197-203.

[2] Erlich SS,Davis RL. Spinal subarachnoid metastasis from primary intracranial glioblastoma multiforme [J] . Cancer, 1978, 42 (6): 2854-2864.

[3] Grabb PA,Albright AL,Pang D. Dissemination of supratentorial malignant gliomas via the cerebrospinal fluid in children[J].Neurosurgery,1992,30(1):64-71.

[4] Okita Y,Nonaka M,Umehara T,et al. Efficacy of temozolomide and bevacizumab for the treatment of leptomeningeal dissemination of recurrent glioblastoma:A case report[J].Oncol Lett,2015,9(4):1885-1888.

[5] Passarin MG, Moretto G, Musso AM, et al. Intrathecal liposomal cytarabine in combination with temozolomide in low-grade oligoastrocytoma with leptomeningeal dissemination[J]. J Neurooncol, 2010,97(3):439-444.

[6] Glantz MJ, Jaeckle KA, Chamberlain MC, et al. A randomized controlled trial comparing intrathecal sustained-release cytarabine (DepoCyt) to intrathecal methotrexate in patients with neoplastic meningitis from solid tumors [J] . Clin Cancer Res, 1999, 5 (11):3394-3402.

第二章

WHO Ⅲ, Ⅳ级胶质瘤常见问题

一、新诊断 WHO Ⅲ, Ⅳ级胶质瘤

1. 新诊断 WHO Ⅲ, Ⅳ级胶质瘤术后放疗时机

● 高级别胶质瘤患者术后应尽早开始放射治疗。

循证解析

关于手术至术后放疗开始时间的长短是否会影响高级别胶质瘤患者的生存期至今尚无定论。目前没有相关 RCT 结果发表。

2000 年发表的一项研究考察放疗延迟对高级别胶质瘤患者预后的影响,研究纳入 63 例 WHO Ⅲ级患者及 119 例 WHO Ⅳ级患者,研究结果认为放疗每延迟 1 天,患者死亡风险增加 2%[1]。(Ⅳ级证据)

然而这项研究结论尚有争议,一方面因为发表时间较早,所采用的病理分级与 2007 年发布的神经病理分类修正版稍有不同,另一方面研究选择病人时排除了预后较好的病例。2007 年,Irwin C 的研究也得到相似的结论,文章回顾性分析

172例 WHO Ⅲ级及Ⅳ级患者,认为术后每延长一周放疗等待时间将增加 8.9％的死亡风险[2]。近年来几个大型回顾性研究结果显示术后放疗开始时间距手术大于 6 周会对 GBM 患者的 OS 或 PFS 产生负面影响[3-5]。因此,推荐高级别胶质瘤患者术后应尽早(<6 周)进行放射治疗。(Ⅲ级证据)

专家观点

高级别胶质瘤术后最佳放疗时机一直存在争议,其原因主要是缺乏前瞻性随机研究的数据。然而,针对术后放疗时机开展大型随机研究似乎很困难,也不现实,因为影响患者预后的因素很多,放疗时机可能只是其中一个因素。

鉴于高级别胶质瘤尤其是胶质母细胞瘤的恶性程度高,增殖速度快,因此,术后主张尽快放疗无疑是正确的。但值得注意的是,放疗并不像外科手术那样一次起效,一般需要照射到40Gy 左右才能显效。因此,在临床实践中,我们对放疗时机的理解并不能太刻板,应在充分做好放疗准备和放疗计划的前提下尽快开始放疗,以保证放疗质量,切不可为了追求"快"而不重视、甚至牺牲放疗质量,造成不可弥补的后果。

(吴少雄　郎锦义)

参考文献

[1] Do V,Gebski V,Barton MB. The effect of waiting for radiotherapy for grade Ⅲ/Ⅳ gliomas. Radiother Oncol. 2000;57(2):131-136.

[2] Irwin C,Hunn M,Purdie G,et al. Delay in radiotherapy shortens survival in patients with high grade glioma. J Neurooncol. 2007;85(3):339-343.

[3] I Valduvieco,E Verger,J Bruna. Impact of radiotherapy delay on survival in glioblastoma. Clin Transl Oncol. 2013;15;278-282.

[4] F Graus,J Bruna,J Pardo. Patterns of care and outcome for patients with glioblastoma diagnosed during 2008-2010 in Spain. Neuro Oncol. 2013;15;797-805.

[5] MZ Sun,T Oh,ME Ivan. Survival impact of time to initiation of chemoradiotherapy after resection of newly diagnosed glioblastoma. J Neurosurg. 2015;122;1144-1150.

2. 新诊断 WHO Ⅲ,Ⅳ级胶质瘤术后放疗的剂量分割方案

● 标准放射治疗方案:54~60Gy,1.8~2Gy/次,共30~33 次。

● 低分割或超分割放射治疗联合替莫唑胺化疗是否获益仍缺乏随机对照研究证据。

循证解析

高级别胶质瘤推荐放疗总剂量为 54~60Gy,1.8~2Gy/次,共30~33 次。一项随机临床研究显示,与采用总剂量 45Gy/20 次治疗高级别胶质瘤相比,采用总剂量 60Gy/30 次的患者有明显生存获益(中位生存期 9 个月 vs 12 个月,$P=0.007$)[1],然而一系列随机对照研究发现提高总剂量>60Gy 与 60Gy 相比并无明显生存获益[2-8]。(Ⅰ级证据)

一些尝试增加剂量强度的方案包括较大分割剂量推量、立体定向放射外科(stereotactic radiosurgery,SRS)推量,

在 GBM 患者(<70 岁且体力状况良好)中没有获得令人信服的益处。RTOG9305 Ⅲ期 RCT 发现,在 60Gy 常规分割放疗联合 BCNU 化疗基础上采用 SRS 推量(15~24Gy×1)没有生存获益[9]。而局部推量有可能带来一些代价,QUANTEC 建立放射剂量体积效应模型发现:常规分割模式下,部分脑组织放疗 72Gy 和 90Gy 后,预计出现有症状的放射性脑坏死风险为分别 5% 和 10%[9]。(Ⅰ级证据)

2005 年由 Stupp 等发表在 *The New England Journal of Medicine* 上的一项大型Ⅲ期、随机、多中心临床研究显示:在常规放射治疗的基础上加用替莫唑胺同步及辅助化疗,在中位随访 28 个月可观察到中位生存时间达到 14.6 个月,并且毒副反应可耐受。目前常规分割放射治疗的基础上联用替莫唑胺化疗是成人胶质母细胞瘤的治疗模式[10]。(Ⅰ级证据)

2017 年 3 月发表的一项 Ⅱ期临床研究纳入了 50 例胶质母细胞瘤患者,采用新辅助替莫唑胺化疗联合低分割放射治疗(60Gy/20F)及同步替莫唑胺[75mg/(m² · d)]化疗,若放疗后仍有肿瘤残存,需给予局部加量,放疗后给予替莫唑胺辅助化疗,治疗的毒副反应可耐受,中位 OS 和中位 PFS 分别达到 22.3 个月和 17.3 个月[11]。(Ⅳ级证据)

一项Ⅱ期临床研究针对不能手术切除的脑胶质母细胞瘤患者采用加速超分割放疗联合替莫唑胺进行治疗,放疗分割方式为:每次照射 0.75Gy,每日照射 3 次(间隔时间不小于 4h),每周照射 5 天,累计剂量照射至 67.5Gy。其中 40 个患者中 4 人达到 CR,7 人达到 PR,中位生存期达 16 个月。(Ⅳ级证据)

专家观点

54~60Gy/30~33 次仍然是目前治疗高级别胶质瘤的标准剂量方案,尽管至今尚没有充足证据证明其他剂量方案优于此方案,但鉴于该方案的治疗结果仍不理想,因此,继续尝试其他剂量方案的Ⅱ期研究仍在进行中。过去的随机对照研究或 Meta 分析表明采用 SRS 推量或超分割放疗并不能改善高级别胶质瘤的总生存,但这些研究所采取的治疗方式都是单纯放疗或联合非替莫唑胺化疗,而在替莫唑胺联合放疗已成为当今标准治疗方案以后,改变放疗剂量分割方案是否获益仍不清楚。

近年来,一些改变剂量分割方案(如低分割或超分割放疗)联合替莫唑胺化疗的Ⅱ期单臂研究显示出可喜的苗头,但仍需进一步开展Ⅲ期临床随机研究才可以得出正确的结论。

(吴少雄 李 平 郎锦义)

参考文献

[1] NM Bleehen, SP Stenning. A Medical Research Council trial of two radiotherapy doses in the treatment of grades 3 and 4 astrocytoma. The Medical Research Council Brain Tumour Working Party. Br J Cancer.1991;64:769-774.

[2] DF Nelson, M Diener-West, J Horton, et al. Combined modality approach to treatment of malignant gliomas-re-evaluation of RTOG 7401/ECOG 1374 with long-term follow-up: a joint study of the Radiation Therapy Oncology Group and the Eastern Cooperative Oncology Group. NCI Monogr. 1988;6:279-284.

[3] Chang CH,Horton J,Schoenfeld D,et al.Comparison of postoperative radiotherapy and combined postoperative radiotherapy and chemotherapy in the multidisciplinary management of malignant gliomas.A joint Radiation Therapy Oncology Group and Eastern Cooperative Oncology Group study.Cancer.1983;52;997-1007.

[4] Laperriere NJ,Leung PM,McKenzie S,et al.Randomized study of brachytherapy in the initial management of patients with malignant astrocytoma.Int J Radiat Oncol Biol Phys.1998;41;1005-1011.

[5] Souhami L,Seiferheld W,Brachman D,et al.Randomized comparison of stereotactic radiosurgery followed by conventional radiotherapy with carmustine to conventional radiotherapy with carmustine for patients with glioblastoma multiforme：Report of Radiation Therapy Oncology Group 93-05 protocol.Int J Radiat Oncol Biol Phys.2004;60;853-860.

[6] Selker RG,Shapiro WR,Burger P,et al.The Brain Tumor Cooperative Group NIH Trial 87-01：A randomized comparison of surgery,external radiotherapy,and carmustine versus surgery,interstitial radiotherapy boost,external radiation therapy,and carmustine.Neurosurgery.2002;51;343-355.discussion 355-357.

[7] Chan JL,Lee SW,Fraass BA,et al.Survival and failure patterns of high-grade gliomas after three-dimensional conformal radiotherapy.J Clin Oncol.2002;20;1635-1642.

[8] Monjazeb AM,Ayala D,Jensen C,et al.A phase I dose escalation study of hypofractionated IMRT field-in-field boost for newly diagnosed glioblastoma multiforme.Int J Radiat Oncol Biol Phys.2012;82;743-748.

[9] Lawrence YR,Li XA,Naqa I,et al.Radiation dose-volume effects in

the brain.Int J Radiat Oncol Biol Phys.2010;76:S20-S27.

[10] Stupp R,Mason WP,van den Bent MJ,et al.Radiotherapy plus con-
comitant and adjuvant temozolomide for glioblastoma.N Engl J Med
2005;352:987-996

[11] Shenouda George.A Phase 2 Trial of Neoadjuvant Temozolomide
Followed by Hypofractionated Accelerated Radiation Therapy With
Concurrent and Adjuvant Temozolomide for Patients With Glioblas-
toma.Int J Radiat Oncol Biol Phys.2017 Mar 1;97(3):487-494.

3. 新诊断 WHO Ⅲ,Ⅳ级胶质瘤术后放疗的靶区勾画原则

● 靶区勾画原则:RTOG、EORTC 原则具体根据情况均可选择

● HGG 靶区勾画应参考肿瘤水肿体积的大小

● HGG 靶区勾画应参考肿瘤的部位

循证解析

RTOG 勾画原则为:第一阶段照射 46Gy,2Gy/f。GTV1 的照射范围包括术后 MRI T_1 增强区、术腔和 MRI T_2/FLAIR 相的异常信号区。CTV1 为 GTV1 外扩 2cm,如果周围没有水肿区域,则外扩 2.5cm。对于颅骨、脑室、大脑镰等天然屏障区域外扩 0.5cm。PTV1 根据各中心的规定,外放 0.3~0.5cm。第二阶段照射 14Gy,2Gy/f。GTV2 的照射范围包括术后 MRI T_1 增强区和术腔。CTV2 为 GTV2 外扩 2cm,对于颅骨、脑室、大脑镰等天然屏障区域外扩 0.5cm,

同时尽量保护视神经、海马等正常器官。PTV2 根据各中心的规定,外放 0.3~0.5cm[1]。目前 RTOG 0525,0825,0913 等试验运用此原则。(Ⅰ级证据)

EORTC 勾画原则为:一个靶区照射 60Gy,2Gy/f。GTV 包括 MRI T_1 增强区和术腔,不包括瘤周水肿区。CTV 为 GTV 外扩 2cm,对于颅骨、脑室、大脑镰、小脑幕、视器、脑干等一些天然屏障区域外扩 0~0.5cm。PTV 根据各中心的规定,外放 0.3~0.5cm[2]。目前 EORTC 22981/22961,26071/22072,(Centric),26981-22981 等试验运用此原则。(Ⅰ级证据)

在放射性损伤可以接受的前提下,实现 60Gy 的照射计划,是靶区勾画的基础,无论采用何种靶区勾画建议,安全照射是治疗原则。如果肿瘤旁水肿体积巨大,RTOG 靶区勾画方案会显著增加正常脑组织的受照射体积,从而可能增加放射性脑损伤的风险。MD 安德森癌症中心的 Chang 等对 2000—2001 年接受三维适形放疗后复发,CTV 未包括肿瘤旁水肿带的 48 例 GBM 患者进行了剂量学分析[11]。对于瘤旁水肿大于75cm^3 的病例,使用 2cm 边界与 RTOG 计划相比可以显著减少正常脑组织受 30Gy、46Gy 和 50Gy 照射的中位体积。而 RTOG0525 这个三期临床试验也对两种靶区进行了 COX 比例风险回归模型分析,未见有生存的差异[3]。因此,如果肿瘤旁水肿带体积巨大,建议采用 EORTC 靶区勾画方案。如果肿瘤旁水肿体积较小,如小于 75cm^3 的病例,是否可以包括水肿带呢? 目前没有查找到这方面的研究。理论上说,RTOG 方案的疗效至少不次于欧洲的放疗方案,已经有一些证据表明水肿带也包含了肿瘤细胞[12]。如果 GTV 包括水肿带并没有显著增加正常脑组织放射损伤,也可以作为一种治疗选择。(Ⅴ级证据)

专家观点

目前,对于两个勾画原则,并没有随机对照研究的相关比较。但运用这两个勾画原则的大型多中心临床研究(CENTRIC 和 RTOG 0525)没有发现 PFS 或 OS 的差异[3,4]。其他回顾性研究也表明,较大的 PTVs 并未获得降低肿瘤边缘或远处复发的概率[5,6]。对于一步法的勾画范围,尽管一些研究建议 CTV 应包括所有 MRI T_2/FLAIR 信号异常区域,即包括所有瘤周水肿区域,但目前仍没有确实证据能支持这一观点。对于两步法的勾画范围,更多的正常脑组织接受了中-高量的放疗,有潜在地增加认知功能损伤的可能。(Ⅳ级证据)

现有研究尚未发现两者在 PFS 和 OS 存在显著性差异,故一步法和两步法均可运用。一步法比两步法实施起来更加简便,CTV 包括 MRI T_2/FLAIR 的异常信号区可作为一种选择。两步法的 CTV1 建议用 FLAIR 像勾画,以减少水肿带正常脑组织的受量。术后 MRI 最好在手术后 72 小时内进行。很多因素影响着患者的预后,故患靶区勾画也应综合考虑患者的临床特征,如 KPS、年龄、手术切除范围、组织病理学特征等。KPS 评分高,神经功能较好且预后相对较好的患者更适合大靶区,反之亦然[7-10]。(Ⅳ级证据)

不同部位的高级别胶质瘤在靶区勾画方面是否有所不

同,目前尚没有研究探讨这个问题。对于重要部位的 HGG 如脑干、丘脑等,出现放射性脑损伤容易导致严重后果,因此对于重要部位的 HGG,适当缩小靶区的外扩是合理的(Ⅴ级证据)。重要部位的放射性损伤,可以产生严重的神经功能障碍,甚至致命,影响 PFS 和 OS。因此,丘脑、脑干、视交叉等重要功能区的 HGG,可适当缩小 GTV 的外扩或降低照射总量。

(邱晓光　郎锦义　冯　梅)

参 考 文 献

[1] Cabrera AR,Kirkpatrick JP,Fiveash JB,et al.Radiation therapy for glioblastoma:Executive summary of an American Society for Radiation Oncology Evidence-Based Clinical Practice Guideline.Pract Radiat Oncol.2016;6(4):217-225.

[2] Niyazi M,Brada M,Chalmers AJ,et al.ESTRO-ACROP guideline "target delineation of glioblastomas".Radiother Oncol.2016;118(1):35-42.

[3] Gilbert MR,Wang M,Aldape KD,et al.Dose-dense temozolomide for newly diagnosed glioblastoma:a randomized phase Ⅲ clinical trial.J Clin Oncol.2013;31:4085-4091.

[4] Stupp R,Hegi ME,Gorlia T,et al.Cilengitide combined with standard treatment for patients with newly diagnosed glioblastoma with methyla-ted MGMT promoter (CENTRIC EORTC 26071-22072 study):a multicentre,randomised,open-label,phase 3 trial. Lancet Oncol.2014;15:1100-1108.

[5] Chang EL,Akyurek S,Avalos T,et al.Evaluation of peritumoral edema in the delineation of radiotherapy clinical target volumes for

glioblastoma.Int J Radiat Oncol Biol Phys.2007;68:144-150.

[6] Minniti G,Amelio D,Amichetti M,et al.Patterns of failure and comparison of different target volume delineations in patients with glioblastoma treated with conformal radiotherapy plus concomitant and adjuvant temozolomide.Radiother Oncol.2010;97:377-381.

[7] Burton EC,Lamborn KR,Forsyth P,et al.Aberrant p53,mdm2,and proliferation differ in glioblastomas from long-term compared with typical survivors.Clin Cancer Res.2002;8(1):180-187.

[8] Kuhnt D,Becker A,Ganslandt O,et al.Correlation of the extent of tumor volume resection and patient survival in surgery of glioblastoma multiforme with high-field intraoperative MRI guidance.Neuro Oncol. 2011;13(12):1339-1348.

[9] Curran WJ Jr,Scott CB,Horton J,et al.Recursive partitioning analysis of prognostic factors in three Radiation Therapy Oncology Group malignant glioma trials.J Natl Cancer Inst.1993;85(9):704-710.

[10] Lacroix M,Abi-Said D,Fourney DR,et al.A multivariate analysis of 416 patients with glioblastoma multiforme:prognosis,extent of resection,and survival.J Neurosurg.2001;95(2):190-198.

[11] Chang EL,Akyurek S,Avalos T,et al.Evaluation of peritumoral edema in the delineation of radiotherapy clinical target volumes for glioblastoma.Int J Radiat Oncol Biol Phys.2007;68(1):144-150.

[12] Halperin EC,Bentel G,Heinz ER,et al.Radiation therapy treatment planning in supra tentorial glioblastoma multiforme:an analysis based on post mortem topographic anatomy with CT correlations.Int J Radiat Oncol Biol Phys.1989;17(6):1347-1350.

4. 新诊断 WHO Ⅲ,Ⅳ级胶质瘤术后放疗联合化疗和(或)靶向治疗方案

● 术后放疗同步联合替莫唑胺化疗,随后长周期替莫唑胺辅助化疗是目前的标准治疗方案,可显著延长患者的生存期,且患者耐受性良好。

● GBM 术后联合替莫唑胺和贝伐单抗同步及辅助治疗,可能延长 PFS,但不能延长 OS,且不良反应发生率较高。

循证解析

EORTC/NCIC 26981-22981 研究[1]是一项由欧洲和加拿大的 85 个中心参加的多中心Ⅲ期随机对照临床试验,共入组 573 确诊的 GBM 患者(年龄 18~70 岁,WHO PS≤2),该研究试验组为放疗同步联合替莫唑胺化疗和放疗后 1 个月行替莫唑胺辅助化疗 6 周期,对照组为单纯放疗。同步替莫唑胺口服剂量为 $75mg/(m^2 \cdot d)$,辅助替莫唑胺化疗口服剂量为 $150~200mg/(m^2 \cdot d)$,连续 5 天,28 天为一个周期。结果显示,联合替莫唑胺放化疗组和单纯放疗组的 2 年总生存率分别为 27.2% 和 10.9%,5 年总生存率分别为 9.8% 和 1.9%。(Ⅰ级证据)

Roldán Urgoiti GB 等[2]比较了延长替莫唑胺辅助化疗周期(超过 6 个周期)较标准 6 个周期辅助化疗的疗效和毒副反应。结果显示,延长化疗周期和标准周期的中位生存时间分别为 24.6 个月和 16.5 个月($P = 0.031$)。多因素分析结果显示延长替莫唑胺辅助化疗周期(超过 6 个周期)是提高无进展生存率和总生存率的独立预后因素(Ⅲ级证据)。

与标准辅助化疗周期相比,延长化疗周期并不增加毒副反应。

两项大型Ⅲ期临床研究(RTOG0825[3]和AVAglio[4])均未能发现在标准替莫唑胺化放疗基础上增加贝伐珠单抗能改善总生存,但都提示贝伐单抗有PFS延长的趋势(RTOG0825:10.6个月 vs 6.2个月,$P<0.001$;AVAglio:7.4个月 vs 4.1个月,$P<0.001$)。在RTOG0825研究中,贝伐单抗组的患者生活质量下降、更多临床症状及神经认知功能的下降。相反,在AVAglio研究中,贝伐珠单抗组患者的基线生活质量及PS水平维持更久,对糖皮质激素的依赖更少。与RTOG0825研究结果一致的是,AVAglio研究中贝伐珠单抗组出现更多3级以上毒性。(Ⅰ级证据)

专家观点

成人新诊断GBM的标准治疗方案为最大程度的安全切除术后,替莫唑胺同步放化疗加辅助化疗6个周期,长周期的TMZ化疗有助于生存的延长。但有回顾性研究提示12个周期,甚至更长周期的替莫唑胺辅助化疗能提高患者的生存期,且不显著增加毒副反应。因此,对于一般情况好和用药耐受性好的患者,建议行超过6个疗程的长周期辅助化疗,特别对于脑部仍然存有明显肿瘤的患者尤为必要,可以考虑用到肿瘤进展为止。对于间变胶质瘤,目前并无标准治疗方案,从单纯TMZ化疗或单纯放疗到TMZ和RT同步和辅助治疗的完整Stupp方案均有报道。

2013年公布的RTOG9402/EORTC26951数据,奠定了放疗联合PCV化疗方案成为间变少突胶质瘤和间变少突星形胶质瘤的一线治疗方案,但因 PCV 化疗毒性大,临床已基本弃用。目前研究 TMZ、RT、1P19q 三者关系的 2 项大型国际研究正在进行中(NCT00887146,CATNON),2016年 6 月公布的 CATNON 中期结果,首次证明无 1p/19q 联合缺失的间变胶质瘤放疗后行 TMZ 辅助化疗有生存获益。

现有的证据,贝伐珠单抗对于初治 GBM,联合 TMZ 放化疗,并没有延长 OS。虽然改善了生存,但副反应同样明显,特别是有导致肿瘤暴发性生长的趋势,且价格昂贵,临床上应慎重使用。

(陆雪官　李　平　郎锦义)

参 考 文 献

[1] Stupp R,Hegi ME,Mason WP,et al.Effects of radiotherapy with concomitant and adjuvant temozolomide versus radiotherapy alone on survival in glioblastoma in a randomised phase Ⅲ study:5-year analysis of the EORTCNCIC trial.Lancet Oncology.2009;10(5):459-466.

[2] Hau P,Koch D,Hundsberger T,et al.Safety and feasibility of long-term temozolomide treatment in patients with high-grade glioma.Neurology.2007;68:688-690.

[3] Roldán Urgoiti GB,Singh AD,Easaw JC,et al.Extended adjuvant temozolomide for treatment of newly diagnosed glioblastoma multiforme.J.Neurooncology.2012;108(1):173-177.

[4] Gilbert MR,Dignam JJ,Armstrong TS,et al.A randomized trial of bevacizumab for newly diagnosed glioblastoma.N Engl J Med.2014;370(8):699-708.

二、复发 WHO Ⅲ,Ⅳ 级胶质瘤

1. WHO Ⅲ,Ⅳ级胶质瘤放疗常见复发模式

- 照射野内复发
- 照射野外复发
- 颅内播散(包括脑脊液播散)

循证解析:

Xiaofeng Zhou 等对 54 例复发的 HGG 患者进行了回顾性研究[1],其中 27 例患者行全切除术,25 例行次全切除术,2 例仅行活检。所有患者在术后的 2~4 周内给予 TMZ 为基础的放化疗,中位随访 14 个月,结果显示 34 例患者(63.0%)在病理确诊后的中位时间为 11 个月(范围:2~30 个月)出现原位中心区复发,8 例患者(14.8%)在病理确诊后的中位时间为 9 个月(范围:3~11 个月)出现放疗野内复发,2 例患者(3.7%)在放疗野边缘复发(Ⅴ级证据)。June L 等也对 34 例 HGG 患者进行了回顾性研究[2],患者术后接受总量 90Gy 的放射治疗,其中 23 例患者治疗失败。在治疗失败的 2 例患者中,18 例患者(78%)出现中心复发,3 例(13%)为野内复发,2 例(9%)为边缘复发。(Ⅴ级证据)

(申 戈 郎锦义)

参考文献

[1] Zhou X,Liao X,Zhang B,et al.Recurrence patterns in patients with

high-grade glioma following temozolomide-based chemoradiotherapy. Mol Clin Oncol.2016;5(2):289-294.

[2] Chan JL,Lee SW,Fraass BA,et al.Survival and failure patterns of high-grade gliomas after three-dimensional conformal radiotherapy.J Clin Oncol.2002;20(6):1635-1642.

2. 复发 WHO Ⅲ,Ⅳ级胶质瘤的再程放疗建议

● 复发 WHO Ⅲ,Ⅳ级脑胶质瘤再程放疗时要考虑初次放疗的剂量、与初次放疗间隔的时间、复发肿瘤的部位与体积等诸多因素,选择合适的病人进行再程放疗。

● 确定复发 WHO Ⅲ,Ⅳ级脑胶质瘤再程放疗靶区体积和照射剂量时,要充分平衡预期疗效与毒副作用。

● 复发 WHO Ⅲ,Ⅳ级胶质瘤再程放疗靶区体积较大的可选择常规分割放疗。

● 复发 WHO Ⅲ,Ⅳ级胶质瘤局部小靶区再程放疗多选择立体定向放射治疗。

循证解析

复发脑胶质瘤选择常规分割再程放疗时要考虑诸多因素,比如初次放疗的剂量、与初次放疗的间隔时间、复发肿瘤的部位与体积、周边危及器官等。常规分割再程放疗的优势是能包含更大的靶区体积,可以治疗不适合立体定向放射治疗的较大的复发脑胶质瘤。正常脑组织的耐受性问题是重要的考虑因素,尽量减少放射性脑坏死的发生率[1]。(Ⅰ级证据)建议具体阐明证据内容。确定合适的

靶区体积和放疗剂量时,要充分平衡预期疗效与毒副作用。

脑胶质瘤常规分割再程放疗的研究报告很少。海德堡大学发表了一项病例数较大的回顾性研究,共 172 位复发脑胶质瘤接受再程放疗,其中脑胶质母细胞瘤复发和间变性胶质瘤复发分别为 59 和 42 例,中位放疗总量 36Gy(15~62Gy),单次分割剂量 2Gy,放疗靶区设计增强区域外放 0.5~1cm,中位 PTV 49.3cm^3(2.5~636cm^3)。脑胶质母细胞瘤复发后中位生存时间 8 个月,间变性胶质瘤复发后中位生存时间 12 个月,只有 1 例出现了放射性脑坏死[2]。(Ⅳ级证据)

照射野内复发是胶质瘤最常见的复发模式,大范围的再程放疗可能带来严重的毒副反应。对于部分经过选择的较小的复发肿瘤,临床上常采用立体定向放射手术(SRS)及立体定向放射治疗(SRT)作为再程放疗手段。RTOG90-05(Ⅰ期放疗剂量爬坡研究)证实,SRS 并发症发生率尚可接受,最大的耐受剂量取决于靶区大小[3]。(Ⅴ级证据)

复发高级别脑胶质瘤 SRS 或 SRT 后,中位生存期在 4~18 个月之间,肿瘤体积在 10cm^3 以下者预后更好[4]。值得提起注意的是,相关报道几乎均为回顾性研究,存在患者的选择性偏倚问题。因为选择立体定向放射治疗的只是很小且孤立的复发病灶。Pinzi 等[5]的报告中,接受单次 SRS 和多次 SRT 患者的 PTV 分别为 2cm^3(范围 0.14~83cm^3)和 10cm^3(范围 0.63~120cm^3)。(Ⅳ级证据)

Wuthrick 等[6]治疗的患者,肿瘤体积 0.05~72.01cm^3,平均 16.75cm^3;总剂量 30~42Gy,分次剂量 2.5~3.75Gy。

McKenzie 等[7]采用 SRT 治疗 35 例 47 个复发胶质瘤病灶,中位 PTV 体积 8.54cm³(0.4~46.56cm³),平均 11.84cm³。在这些研究中,没有纳入弥漫性、浸润性复发病例,这些不适合立体定向放射治疗的病例可能预后更差。此外,这些病例缺乏病理诊断,无法准确区分复发或放射性脑坏死。(Ⅳ级证据)

挽救性再程放疗增加放射性脑坏死的风险,早期的 SRS 研究报告放射性脑坏死的发生率超过 20%[4],许多患者需要外科处理[8,9]。一项来自 Thomas Jefferson 大学的研究纳入 105 例脑胶质母细胞瘤的患者,接受 35Gy/10F 的挽救性 SRT,中位生存期为 11 个月,没有明显急性毒副反应发生,仅有一例 3 级中枢神经系统毒性反应,表现为严重头痛[10]。虽然缺乏有效的随机对照研究,SRT 并发症发生风险可能比 SRS 更低。由于缺乏相应的随机对照研究,复发高级别胶质瘤的放疗剂量、分割次数、靶区范围等都没有成熟的推荐。(Ⅳ级证据)

(魏启春 郎锦义)

参考文献

[1] Lawrence YR,Li XA,Naqa I,et al.Radiation dose-volume effects in the brain.Int J Radiat Oncol Biol Phys.2010;76(suppl 3):S20-27.

[2] Combs SE,Thilmann C,Edler L,et al.Efficacy of fractionated stereotactic reirradiation in recurrent gliomas:long-term results in 172 patients treated in a single institution.J Clin Oncol.2005;23(34): 8863-8869.

[3] Shaw E,Scott C,Souhami L,et al.Single dose radiosurgical treatment of recurrent previously irradiated primary brain tumors and brain

metastases:final report of RTOG protocol 90-05.Int J Radiat Oncol Biol Phys.2000;47(2):291-298.

[4] Kong DS,Lee JI,Park K,et al.Efficacy of stereotactic radiosurgery as a salvage treatment for recurrent gliomas. Cancer. 2008, 112 (9): 2046-2051.

[5] Pinzi V, Orsi C, Marchetti M, et al.Radiosurgery reirradiation for high-grade glioma recurrence:a retrospective analysis. Neurol Sci. 2015,36:1431-1440.

[6] Wuthrick,EJ,Curran Jr.A Pilot Study of Hypofractionated Stereotactic Radiation Therapy and Sunitinib in Previously Irradiated Patients With Recurrent High-Grade Glioma.Int J Radiation Oncol Biol Phys. 2014,90(2):369-375.

[7] McKenzie JT, Guarnaschelli JN, Vagal AS, et al.Hypofractionated stereotactic radiotherapy for unifocal and multifocal recurrence of malignant gliomas.J Neurooncol.2013,113:403-409.

[8] Torcuator R,Zuniga R,Mohan YS,et al.Initial experience with bevacizumab treatment for biopsy confrmed cerebral radiation necrosis.J Neurooncol.2009;94(1):63-68.

[9] Greenspoon JN,Sharieff W,Hirte H,et al.Fractionated stereotactic radiosurgery with concurrent temozolomide chemotherapy for locally recurrent glioblastoma multiforme:a prospective cohort study. Onco Targets Ther.2014;7:485-490.

[10] Fogh SE,Andrews DW,Glass J,et al.Hypofractionated stereotactic radiation therapy:an effective therapy for recurrent high-grade gliomas.J Clin Oncol.2010;28(18):3048-3053.

3. 复发 WHO Ⅲ,Ⅳ级胶质瘤再放疗的剂量分割方案

- 复发 WHO Ⅲ,Ⅳ级胶质瘤患者再放射治疗目前尚无公认剂量分割方案。

- 分次立体定向放射治疗(fractionated stereotactic radiotherapy,FSRT)为单次剂量<3Gy 的照射,分割方案包括:35.4Gy/23f,1.54Gy/次;36Gy/18f,2Gy/次;37.5Gy/15f,2.5Gy/次。

- 低分割立体定向放射治疗(hypofractionated stereotactic radiotherapy,HSRT)为多次照射,单次剂量>3Gy,分割方案包括:24Gy/4f,6Gy/次;30Gy/6f,5Gy/次;30Gy/5f,6Gy/次。

- 立体定向放射手术(stereotactic radiosurgery,SRS)为单次大剂量照射,一般仅适于小病灶,最大径<4cm。分割方案包括:中位 15Gy,12.5~25Gy;中位 16Gy,13~18Gy。

循证解析

复发胶质瘤患者再放射治疗目前尚无公认剂量分割方案[10]。虽然复发性 GBM 主要采取姑息治疗,但是分割放射外科手术提供了延长生存的机会,特别是肿瘤体积较小的患者。(Ⅳ级证据)

● FSRT 方案

FSRT 为单次剂量<3Gy 的照射,治疗次数多,可以增加耐受性,特别是大范围照射及重要功能区。Arcicasa 报道FSRT(35.4Gy/23f,1.54Gy/次)同步 CCNU 治疗复发HGG[2],共纳入 31 例复发 GBM 患者。中位复发时间和总

OS 分别为 8.4 个月(1~22)和 13.7 个月(1~63+)。(Ⅳ级证据)。Minniti G 等回顾性评估了 FSRT(37.5Gy/15f,2.5Gy/次)同步 TMZ 治疗复发性 GBM[3],纳入 36 例复发性 GBM 患者。结果显示 FSRT 治疗后中位 OS 为 9.7 个月,6 个月和 12 个月的生存率分别为 84% 和 33%。中位 PFS 为 5 个月,6 个月和 12 个月的 PFS 率分别为 42% 和 8%。表明对于有生存获益和低并发症风险的选择性复发 GBM 患者,FSRT 同步 TMZ 是可行的治疗方案。其他剂量分割模式还包括:Combs 报道 FSRT(36Gy/18f,2Gy/次)同步 TMZ 治疗 25 例复发胶质瘤,再放疗后中位生存期为 8 个月[5];Niyazi 报道 FSRT(36Gy/18f,2Gy/次)±贝伐单抗治疗 30 例复发高级别胶质瘤,中位 OS 分别为 12 个月和 6 个月[6]。(Ⅳ级证据)

● HSRT 方案

HSRT 为多次照射,单次剂量>3Gy,即有 SRS 的优势,又有 FSRT 的分次优势。Lederman G[1] 报道纳入 88 例复发 GBM 患者,予以 HSRT(24Gy/4f,6Gy/次)和同步紫杉醇治疗。总 OS 为 7.0 个月,1 年和 2 年的精确生存率分别为 17% 和 3.4%。Grosu 报道 HSRT(30Gy/6f,5Gy/次)±TMZ 治疗 44 例复发高级别胶质瘤,中位 OS 为 11 个月和 6 个月[7];Gutin 报道 HSRT(30Gy/5f,6Gy/次)联合贝伐单抗治疗 25 例复发高级别胶质瘤,中位 OS 为 12.5 个月[8]。(Ⅳ级证据)

● SRS 方案

SRS 为单次大剂量照射,一般仅适于小病灶,最大径<4cm。Cuneo KC 等对抢救性 SRS(中位 15Gy,12.5~25Gy)联

合贝伐单抗治疗 63 例复发 HGG 患者进行回顾性分析[4]。中位 OS 为 41 个月,PFS 为 6 个月,OS-SRS 为 10 个月。接受辅助贝伐单抗(同步或 SRS 后)的 1 年的 OS-SRS 为 50% 表明抢救性 SRS 联合贝伐单抗似乎可改善患者预后。Park 报道 SRS(中位 16Gy,13~18Gy)±贝伐单抗治疗 11 例复发 GBM 患者,中位 OS 分别为 17.9 个月和 3.9 个月[9]。(Ⅳ级证据)

(申 戈　郎锦义)

参 考 文 献

[1] Lederman G,Wronski M,Arbit E,et al.Treatment of recurrent glioblastoma multiforme using fractionated stereotactic radiosurgery and concurrent paclitaxel.Am J Clin Oncol.2000;23(2):155-159.

[2] Arcicasa M,Roncadin M,Bidoli E,et al.Reirradiation and lomustine in patients with replased high-grade gliomas.Int J Radiat Oncol Biol Phys.1999;43(4):789-793.

[3] Minniti G,Armosini V,Salvati M,et al.Fractionated stereotatic reiee-adiating and concurrent temozolomide in patients with recurrent glioblastoma.J Neurooncol.2011;103(3):683-691.

[4] Cuneo KC,Vredenburgh JJ,Sampson JH,et al.Safety and efficacy of stereotactic radiosurgery and adjuvant bevacizumab in patients withrecurrent malignant gliomas.Int J Radiat Oncol Biol Phys.2012;82(5):2018-2024.

[5] Combs SE,Bischof M,Welzel T,et al.Radiochemotherapy with temozolomide as re-irradiation using high precision fractionated stereotactic radiotherapy(FSRT)in patients with recurrent gliomas[J].J Neurooncol,2008,89(2):205-210.

[6] Niyazi M,Ganswindt U,Schwarz SB,et al.Irradiation and bevacizumab in high-grade glioma retreatment settings[J].Int J Radiat Oncol Biol Phys,2012,82:67-76.

[7] Grosu AL,Weber WA,Franz M,et al.Reirradiation of recurrent high-grade gliomas using amino acid PET (SPECT)/CT/MRI image fusion to determine gross tumor volume for stereotactic fractionated radiotherapy[J].Int J Radiat Oncol Biol Phys,2005,63:511-519.

[8] Gutin PH,Iwamoto FM,Beal K,et al.Safety and efficacy of bevacizumab with hypofractionated stereotactic irradiation for recurrent malignant gliomas[J].Int J Radiat Oncol Biol Phys,2009,75:156-163.

[9] Park KJ,Kano H,Iyer A,et al.Salvage gamma knife stereotactic radiosurgery followed by bevacizumab for recurrent glioblastoma multiforme:a case-control study[J].J Neurooncol,2012,107:323-333.

[10] Dong Y,Fu C,Guan H,et al.Re-irradiation alternatives for recurrent high-grade glioma.Oncol Lett.2016;12(4):2261-2270.

4. 复发 WHO Ⅲ,Ⅳ级胶质瘤放疗联合化疗或靶向治疗

- 复发胶质瘤患者治疗目前尚无公认有效化疗方案。
- 可推荐方案包括：
  替莫唑胺剂量密度方案
  放疗联合替莫唑胺方案
  放疗联合贝伐单抗方案
  联合方案:伊立替康+贝伐单抗;替莫唑胺+贝伐单抗

循证解析

复发胶质瘤患者治疗目前尚无公认有效化疗方案。可

推荐方案包括：

● 放疗联合替莫唑胺

Minniti 等 2011 年[1]报道再放疗 FSRT 同步每日 TMZ（75mg/m²），治疗了 36 例复发胶质母细胞瘤患者，中位生存 9.7 个月，6 个月及 12 个月生存率分别为 84%、33%。中位 PFS 为 5 个月。单因素分析中 KPS（$P=0.04$）、两次放疗的间隔时间（$P=0.02$）及 MGMT 甲基化状态（$P=0.009$）对生存有显著影响。在多因素分析中仅 MGMT 甲基化状态显著影响生存（$P=0.03$）。（Ⅳ级证据）

Minniti 等 2013 年报道[2]再放疗剂量 HSRT 同步 TMZ［75mg/（m²·d）］治疗 54 例复发恶性胶质瘤，TMZ［50mg/（m²·d）］辅助治疗至 1 年。HSRT 后中位生存 12.4 个月，1 年及 2 年的生存率分别为 53 及 16%。中位 PFS 为 6 个月，1 年、2 年 PFS 率为 24 及 10%，脑坏死率为 7%。（Ⅳ级证据）

● 放疗联合贝伐单抗

Gutin PH 等 2009 年报道[3]治疗 25 例复发胶质瘤，20 例高级别、5 例低级别；放疗前给予贝伐单抗 10mg/kg，每 2 周一次，28 天 1 周期，用至肿瘤进展，并在第 1 周期的贝伐单抗后接受 30Gy/5 次的 HSRT。在高级别患者中有效率为 50%，6 个月 PFS 为 65%，中位总生存为 12.5 个月，1 年生存率 54%（Ⅳ级证据）。Cuneo 等[4]报道用 SRS+贝伐单抗治疗 63 例复发的恶性胶质瘤，其中 49 例是 Ⅳ级。SRS 后中位生存 10 个月，1 年总生存率同步贝伐单抗者与未用者分别为 50% 及 22%（$P=0.005$），两组 PFS 分别为 5.2 个

月及 2.1 个月（$P=0.014$）。（Ⅳ级证据）

● 放疗联合贝伐单抗+伊立替康,贝伐单抗+替莫唑胺

Park KJ 等[5]报道 11 例复发 GBM,再次放疗中位时间 17 个月（5~34.5 个月）,SRS 中位剂量 16Gy（13~18Gy）。其中 9 例伽马刀治疗后用贝伐单抗+伊立替康、1 例伽马刀后贝伐单抗+TMZ、1 例伽马刀后单用贝伐单抗。患者中位进展时间为 13.7 个月（4.6~28.3 个月）,中位 PFS 为 15 个月,SRS 后中位 OS 为 18 个月,1 年生存率73%。与既往未用贝伐单抗的 44 例患者对比,两组 PFS 分别为 15 个月及 7 个月（$P=0.035$）;总生存分别为 18 个月及 12 个月（$P=0.005$）,放疗反应明显减轻,分别为 9% 及 46%,$P=0.037$。（Ⅳ级证据）

● 替莫唑胺剂量密度方案

Wei W 等[6]2015 年发表一篇荟萃分析,评估替莫唑胺治疗复发高级别胶质瘤（HGG）的疗效和耐受性,分析纳入 33 项研究,1760 例患者,比较替莫唑胺标准给药方案[5/28 方案,150~200 mg/（m^2·d）]和三种替莫唑胺剂量密度给药方案[7 天给药/7 天停药,100~150mg/（m^2·d）;每天连续给药,40~50mg/（m^2·d）;21 天给药/7 天停药,75~100mg/（m^2·d）]。无进展生存率的比较结果显示,替莫唑胺 7 天给药/7 天停药方案治疗 WHOⅣ级胶质瘤,6 个月 PFS（34.8%;95% CI 27.0% ~ 43.4%）,12 个月 PFS（15.5%;95%CI 10.7%~21.8%）与标准给药方案相比具有显著差异（PFS 6 个月 $P=0.039$ 和 12 个月 $P=0.007$）;替莫唑胺三种剂量密度给药方案和标准给药方案在治疗

WHO Ⅲ级胶质瘤6个月及12个月PFS无显著差异。总生存率的比较显示,21天给药/7天停药方案治疗WHOⅣ级胶质瘤,6个月OS(73.65;95CI 63.4%~81.8%)和12个月OS(40.6%;95%CI 32.6%~48.6%),与标准给药方案相比,具有显著差异(6个月OS和12个月OS分别为$P=0.005$和$P=0.04$);7天给药/7天停药方案治疗WHOⅣ级胶质瘤,12个月OS(79%;95%CI 56.2%~91.7%)与标准给药方案相比具有显著差异($P=0.015$)。(Ⅰ级证据)

(申 戈 郎锦义)

参考文献

[1] Minniti G,Armosini V,Salvati M,et al.Fractionated stereotactic reir-radiation and concurrent temozolomide in patients with recurrent glioblastoma.J Neurooncol.2011;103(3):683-691.

[2] Minniti G,Scaringi C,De Sanctis V,et al.Hypofractionated stereotactic radiotherapy and continuous low-dose temozolomide in patients with recurrent or progressive malignant gliomas. J Neurooncol. 2013; 111(2):187-194.

[3] Gutin PH,Iwamoto FM,Beal K,et al.Safety and efficacy of bevacizumab with hypo fractionated stereotactic irradiation for recurrent malignant gliomas.Int J Radiat Oncol Biol Phys.2009;75(1):156-163.

[4] Cuneo KC,Vredenburgh JJ,Sampson JH,et al.Safety and efficacy of stereotactic radiosurgery and adjuvant bevacizumab in patients with recurrent malignant gliomas. Int J Radiat Oncol Biol Phys. 2012; 82(5):2018-2024.

［5］ Park KJ, Kano H, Iyer A, et al. Salvage gamma knife stereotactic radiosurgery followed by bevacizumab for recurrent glioblastoma multiforme：a case-control study. J Neurooncol. 2012；107（2）：323-333.

［6］ Wei W, Chen X, Ma X, et al. The efficacy and safety of various dose-dense regimens of temozolomide for recurrent high-grade glioma：a systematic review with meta-analysis［J］. J Neurooncol, 2015；125（2）：339-349.

5. 胶质瘤脑脊液播散

● 脑脊液播散和种植

- 胶质瘤可以通过脑脊液播散和种植,患者预后较差。
- 导致胶质瘤播散转移的相关因素目前仍不明确。

循证解析

胶质瘤可以通过脑脊液播散和种植,但较少见。胶质母细胞瘤发生有症状脊髓播散的概率为2%[1]。儿童高级别胶质瘤脊髓播散概率为3.1%[2]。播散多发生在疾病晚期,提示患者预后较差。患者从接受颅内手术至发生脊髓播散的中位时间为10个月,而从脊髓播散至死亡的时间为3个月[1]。

导致胶质瘤播散转移的相关因素目前仍不明确,可能与手术中脑室开放、放化疗导致的免疫抑制及肿瘤邻近脑室等因素有关[3]。肿瘤细胞可通过直接扩散、脉管系统及脑脊液播散到脊髓的蛛网膜下腔[4]。脱落至脑脊液中的肿瘤细胞,是导致脑胶质瘤患者发生播散转移的主要原因。肿瘤细胞可转移至脑脊液接触到的任何地方,包括脑室腹腔引流管引流的腹腔[5]。

WHO Ⅲ,Ⅳ级胶质瘤常见问题

● **相关诊断与治疗**

● 胶质瘤播散转移诊断主要依据影像学检查。

● 胶质瘤脑膜脊髓播散的治疗效果仍差强人意,以放疗和化疗为主。

循证解析

对于播散转移的诊断,主要依据影像学检查。脑脊液的细胞学检查并不敏感[6],脑脊液蛋白的升高可以作为一个参考指标。磁共振增强影像上可见线状、结节状突起并强化。

目前对胶质瘤脑膜脊髓播散的治疗效果仍差强人意,以放疗和化疗为主,主要目的均在于缓解症状和尽可能改善患者生存质量,对预后的受益有限。其他的治疗选择包括姑息性手术减压缓解疼痛,避免截瘫。放射治疗可减轻颈背部疼痛,但并不延长生存时间。脊髓原发胶质瘤患者的生存期优于颅内胶质瘤出现脊髓转移的患者($P<0.001$)[7]。全身静脉化疗方案在脊髓转移胶质瘤中的研究有限,治疗主要参考颅内复发胶质瘤的治疗,选择可透过血脑屏障的药物[8]。靶向治疗药物贝伐珠单抗在播散胶质瘤的治疗中处于尝试阶段,对可否延长生存并无定论[9]。2017版中枢神经系统肿瘤NCCN指南推荐恶性胶质瘤播散可入组临床试验,姑息治疗/最佳支持治疗、化疗、姑息性手术及交替电场治疗。

(邱晓光　郎锦义)

参考文献

[1] Shahideh M,Fallah A,Munoz DG,et al.Systematic review of primary

intracranial glioblastoma multiforme with symptomatic spinal metastases, with two illustrative patients[J].J Clin Neurosci,2012,19(8):1080-1086.

[2] Benesch M,Wagner S,Berthold F,et al.Primary dissemination of highgrade gliomas in children:experiences from four studies of the pediatric Oncology and Hematology Society of the German Language Group(GPOH)[J].J Neurooncol,2005,72(2):179-183.

[3] Fakhrai N,Czech T,Diekmann K,et al.Glioblastoma with spinal seeding[J].Strahlenther Onkol,2004,180(7):455-457.

[4] HÜbner F,Braun V,Richter HP.Case reports of symptomatic metastases in four patients with primary intracranial gliomas[J].Acta-Neurochir,2001,14(1):25-29.

[5] Alatakis S,Malham GM,Thien C.Spinalleptomeningeal metastasis from cerebral glioblastomamultiforme presenting with radicular pain. Case report and literature review[J].Surg Neurol,2001,56(1):33-38.

[6] Geer CP,Grossman SA.Interstitial fluid flow along white matter tracts:a potentially important mechanism for the dissemination of primary brain tumors[J].Neurooncol,1997,32(3):193-201.

[7] Corradini S,Hadi I,Hankel V,et al.Radiotherapy of spinal cord gliomas:A retrospective mono-institutional analysis[J].Strahlenther Onkol,2015,192(3):139-145.

[8] Chamberlain MC.Temozolomide for recurrent low-grade spinal cord gliomas in adults[J].Cancer,2008,113(5):1019-1024.

[9] Chamberlain MC,Johnston SK.Recurrent spinal cord glioblastoma: salvage therapy with bevacizumab[J].J Neurooncol,2011,102(3): 427-432.

第三章

弥漫性中线胶质瘤、室管膜瘤、恶性胶质瘤假性进展以及胶质瘤脑脊液播散相关问题

一、弥漫性中线胶质瘤

1. 弥漫性中线胶质瘤的治疗原则

- 手术为主的综合治疗。
- 放疗是目前主要的治疗手段。
- 化疗的价值和应用方式目前存在争议。

循证解析

2016 年 WHO CNS 肿瘤分类将"弥漫性中线胶质瘤"归为Ⅳ级[1]。弥漫性中线胶质瘤的病理学类型大多为胶质母细胞瘤,其他还有间变性星形细胞瘤、胶质肉瘤等。位于第三脑室、松果体区、小脑等部位肿瘤可手术治疗降低负荷同时明确病例特征;位于丘脑、脑桥、脊髓等部位肿瘤应行活检明确病例特征,尤其是 H3K27M 突变状态,提供预后判断可能的靶向治疗证据[2-4]。

弥漫性中线胶质瘤患者大多为儿童和青少年,与预后不良相关,K27M 突变者显示较野生型生存时间更短,与突变型患者肿瘤大多位于丘脑、脑桥、脊髓,不能手术全切相关,放疗是目前主要的治疗手段[5]。

专家观点

弥漫性中线胶质瘤包含多种病理类型,可具有任何一种目前已知的浸润性胶质瘤形态学特点,在形态学和遗传基因学上是一组异质性肿瘤。有多因素分析发现 H3K27M 突变是最强的生存预测因子,其定义不能只从临床和影像学表现,还应该基于生物学定义,现有的化疗药物未显示提高了治疗效果[6-7]。

(王若峥 程玉峰)

参考文献

[1] Louis DN, Perry A, Reifenberger G, et al. The 2016 World Health Organization Classification of Tumors of the Central Nervous System: a summary[J]. ActaNeuropathol, 2016; 131(6):803-820.

[2] Solomon DA, Wood MD, Tihan T, et al. Diffuse Midline Gliomas with Histone H3-K27M Mutation: Series of 47 Cases Assessing the Spectrum of Morphologic Variation and Associated Genetic Alterations [J]. Brain Pathol, 2016; 26(5):569-580.

[3] Khuong-Quang DA, Buczkowicz P, RakopoulosP, et al. K27M mutation in histone H3.3 defines clinically and biologically distinct subgroups of pediatricdiffuse intrinsic pontine gliomas [J]. ActaNeuropathol, 2012; 124(3):439-447.

[4] Khuong-Quang DA,Buczkowicz P,Rakopoulos P,et al. K27M muta-tion in histone H3. 3 defines clinically and biologically distinct sub-groups of pediatric diffuse intrinsic pontine gliomas[J].ActaNeuro-pathol,2012;124(3):439-447.

[5] Cohen KJ,Broniscer A,Glod J,et al. Pediatric glial tumors[J]. Curr Treat Options Oncol,2001;2(6):529-536.

[6] Castel D, Grill J, Debily MA. et al. Histone H3 genotyping refines clinico-radiological diagnostic and prognostic criteria in DIPG[J]. ActaNeuropathol,2016;131(5):795-796.

[7] Wu G,Broniscer A,McEachronTA,et al. Somatic histone H3 altera-tions in pediatric diffuse intrinsic pontine gliomas and non-brain-stemglioblastomas[J]. Nat Genet,2012;44(3):251-253.

2. 弥漫性中线胶质瘤放疗靶区勾画和剂量分割方案

● 靶区勾画

● GTV 以 MRI T$_2$ 或 T$_2$ Flair 为标准,多模态影像融合技术勾画 GTV,CTV 以 GTV 外扩 1.5~2.0cm,遇天然屏障视情况予以修回,CTV 外扩 0.3~0.5cm 形成 PTV。

● 剂量分割方案

● 推荐放射治疗照射总剂量45~54Gy,常规单次分割剂量 1.8~2Gy。

● 放射治疗照射总剂量 54~60Gy,常规单次分割剂量 1.8~2Gy。

● 放射治疗照射总剂量39Gy,单次分割剂量3.0Gy。

弥漫性中线胶质瘤、室管膜瘤、恶性胶质瘤假性进展以及胶质瘤脑脊液播散相关问题

专家观点

弥漫性中线胶质瘤放疗靶区及放疗剂量相关研究较少，循证学证据不足（Ⅳ级证据），根据肿瘤细胞恶性程度高、浸润能力强、沿神经纤维束扩散等特点，不同部位靶区勾画应具有异质性。

靶区勾画：靶区勾画建议参考 MRI T_2 或 T_2 Flair 上异常信号为 GTV，外扩 1.5～2.0cm 形成 CTV，CTV 外扩 0.3～0.5cm 形成 PTV，遇到颅骨及大脑镰、小脑幕等天然屏障予以修回[1,2]，主要在上下层面外扩为主。

剂量分割方案：放疗总剂量推荐 45～54Gy，推荐常规单次分割剂量 1.8～2Gy[1,3]。也有研究推荐肿瘤区局部总剂量 55～60Gy，单次分割剂量 1.8Gy[2,4,5]。为了减少照射时间和成本，也有研究推荐低分割照射，总剂量 39Gy 单次分割剂量 3.0Gy 方案及总剂量 44.8Gy 单次分割剂量 2.8Gy 的方案，与总剂量 54Gy 单次分割剂量 1.8Gy 方案比较无生存差异[1]。（Ⅳ级证据）

（严森祥　程玉峰）

参 考 文 献

[1] Janssens GO, Jansen MH, Lauwers SJ, et al. Hypofractionation vs Conventional Radiation Therapy for Newly Diagnosed Diffuse Intrinsic Pontine Glioma: A Matched-Cohort[J]. Int J RadiatOncol-BiolPhys. 2013;85(2):315-320.

[2] Haas-Kogan DA, Banerjee A, Poussain TY, et al. Phase Ⅱ trial of tipifarnib and radiation in children with newly diagnosed diffuse

intrinsic pontinegliomas[J]. Neuro Oncol,2011; 13(3):298-306.

[3] Bailey S,Howman A,Wheatley K,et al. Diffuse intrinsic pontine gli-oma treated with prolonged temozolomide and radiotherapy Results of a United Kingdom phase Ⅱ trial（CNS 2007 04）[J]. Eur J Cancer,2013; 49(18):3856-3862.

[4] Sirachainan N,Pakakasama S,Visudithbhan A,et al. Concurrent radiotherapy with temozolomide followed by adjuvant temozolomide and cis-retinoic acid in children with diffuse intrinsic pontine glioma [J]. Neuro Oncol,2008;10(4):577-582.

[5] Cohen KJ, Heideman RL, Zhou T, et al. Temozolomide in the treatment of children with newly diagnosed diffuse intrinsic pontine gliomas:a report from the Children's Oncology Group[J]. Neuro Oncol,2011; 13(4):410-416.

二、室管膜瘤

1. 室管膜瘤术后放疗指征

• WHO Ⅲ级间变性室管膜瘤无论是否手术全切,均需行术后放疗。

• 成人 WHO Ⅱ级室管膜瘤未能手术全切者,需行术后放疗,对于手术完全切除者,可选择观察或术后放疗;原发于脊髓的成人室管膜瘤(WHO Ⅱ级)手术全切后无需补充放疗。

• 儿童 WHO Ⅱ级室管膜瘤未能手术全切者,需行术后放疗,但对于手术完全切除者,术后行放疗尚有争议。

循证解析

根据 2016 年 NCCN 中枢神经系统肿瘤临床实践指南推荐:对于手术完全切除的、脑及脊髓 MRI 和 CSF 阴性的成人室管膜瘤(WHO Ⅱ级)患者可以选择观察(肿瘤位于幕上或脊髓)或术后放疗(肿瘤位于后颅窝或黏液乳头性);位于后颅窝的肿瘤与脑干关系紧密,难以全切,因此建议补充术后放疗。对于手术未能全切的 WHO Ⅱ级患者均需行术后放疗。间变性室管膜瘤(WHO Ⅲ级)术后无论部位及手术切除程度均需行放射治疗。

相关研究显示,对于成人室管膜瘤(WHO Ⅱ级),多因素分析显示影响室管膜瘤(WHO Ⅱ级)总生存(OS)的重要因素是手术切除程度,而不是行即刻放疗[1]。行完全切除后建议观察者比例较推荐术后放疗者高,对于手术未能全切者推荐术后放疗[2]。一项纳入 1318 例成人室管膜瘤数据的最新研究表明,初诊时较大的年龄、肿瘤较高级别及肿瘤体积较大者预后较差,女性较男性、肿瘤位于后颅窝较位于幕上更具生存优势(位于幕上的肿瘤间变性更多见,术后更容易较大体积残留)。而即便重新根据肿瘤分级及位置进行分层,辅助放疗及化疗并无生存获益[3](Ⅰ级证据)。另一项针对成人室管膜瘤治疗随访结果显示,行术后即刻放疗者临床特征为颅内播散、肿瘤部分切除和 WHO Ⅲ级。原发于脊髓的成人室管膜瘤(WHO Ⅱ级)手术全切后无需补充放疗,因为该部位肿瘤全切术后复发率很低[4]。

对于儿童室管膜瘤(WHO Ⅱ级)放疗时机,看法并不一致,有文献认为手术全切加术后放疗可显著提高总生存率(OS)及无进展生存率(PFS)[5,6];另有研究显示儿童室管膜瘤(WHO Ⅱ级)行完全切除者如有较高的 Ki67 表达率,组蛋白-赖氨酸 N-甲基转移酶(EZH2)阳性表达,其无进展生存率(PFS)明显下降,但并不影响总生存(OS),如行术后放疗获益不明确[7](Ⅱ级证据)。近期一项纳入 160 例原发颅内儿童室管膜瘤(WHO Ⅱ/Ⅲ级)的前瞻性研究显示,其中完全手术切除的病理分级为 WHO Ⅱ级者接受了术后放疗,剂量为 59.4Gy,分次量 1.8Gy,作为一项单臂研究未能观察到补充放疗后的明确生存优势[8]。对于原发脊髓的儿童室管膜瘤(WHO Ⅱ级),相关研究的数据分析认为只需对于手术未能完全切除肿瘤者补充术后放疗[9]。总之,对于手术完全切除的室管膜瘤(WHO Ⅱ级)是否行即刻放疗,目前临床实践中推荐观察的观点较行即刻放疗为多。而对于手术未能全切者意见较为统一:即推荐术后即刻放疗。(Ⅱ级证据)

(李先明　程玉峰)

参考文献

[1] Aizer AA, Ancukiewicz M, Nguyen PL, et al. Natural history and role of radiation in patients with supratentorial and infratentorial WHO grade Ⅱ ependymomas: results from a population-based study [J]. J Neuro Oncol, 2013, 115(3): 411-419.

［2］ Asaid M, Preece PD, Rosenthal MA, et al. Ependymoma in adults: Local experience with an uncommon tumour［J］. J ClinNeurosci, 2015, 22（9）: 1392-1396.

［3］ Nuño M, Yu JJ, Varshneya K, et al. Treatment and survival of supratentorial and posterior fossa ependymomas in adults［J］. J ClinNeurosci, 2016, 28: 24-30.

［4］ Acquaye AA, Vera E, Gilbert MR, et al. Clinical presentation and outcomes for adult ependymoma patients［J］. Cancer, 2017, 123（3）: 494-501.

［5］ Cage TA, Clark AJ, Aranda D, et al. A systematic review of treatment outcomes in pediatric patients with intracranial ependymomas［J］. J NeurosurgPediatr, 2013, 11（6）: 673-681.

［6］ Lin Y, Jea A, Melkonian SC, et al. Treatment of pediatric Grade Ⅱ spinal ependymomas: a population-based study［J］. J NeurosurgPediatr, 2015, 15（3）: 243-249.

［7］ Ailon T, Dunham C, Carret AS, et al. The role of resection alone in select children with intracranial ependymoma: the Canadian Pediatric Brain Tumour Consortium experience［J］. Childs NervSyst, 2015, 31（1）: 57-65.

［8］ Massimino M, Miceli R, Giangaspero F, et al. Final results of the second prospective AIEOP protocol for pediatric intracranial ependymoma［J］. Neuro Oncol, 2016; 18（10）: 1451-1460.

［9］ Lin Y, Jea A, Melkonian SC, et al. Treatment of pediatric Grade Ⅱ spinal ependymomas: a population-based study［J］. J NeurosurgPediatr, 2015; 15（3）: 243-249.

2. 室管膜瘤全脑全脊髓照射指征

● 室管膜瘤术后放疗主要采用局部野照射,不需常规进行全中枢预防性照射。

● 推荐对术后患者常规做脑、脊髓增强 MRI,必要时做脑脊液脱落细胞检查。

● 对脑、脊髓 MRI 或 CSF 检查为阳性的患者,无论其病理类型和切除程度如何,必须行全脑全脊髓照射(craniospinal irradiation,CSI)。

循证解析

早期的回顾性分析显示:间变性室管膜瘤的死亡原因仍以原位复发为主,扩大野照射并没有提高无进展生存,其脊髓播散的概率仅为 8.4%[3]。另一项报道分析接受术后放疗的 44 例患者复发的状况,发现 95% 的复发在瘤床区,仅有 5% 的复发表现为脊髓播散[4]。近期一项对儿童室管膜瘤放疗后失败模式的分析表明,瘤床与高剂量区复发仍是治疗失败的主要模式[5]。研究显示:高级别室管膜瘤患者采用局部野照射或全中枢照射后的复发模式相似[1-2];全脑全脊髓预防治疗并不能阻止脊髓转移的发生(Ⅲ级证据)。近期研究显示在非播散性疾病中预防性全中枢或全脑放疗与高剂量局部适形放疗比较并没有改善生存[1-2]。(Ⅲ级证据)

2016 年 NCCN 中枢神经系统肿瘤临床实践指南推荐:

室管膜瘤术后 2~3 周内复查全脑、全脊髓增强 MRI、脑脊液检查找脱落肿瘤细胞,对于检查结果阳性的患者必须行全脑全脊髓照射,如果结果阴性,则只需要行肿瘤病灶局部照射。

此外,对于以转移为复发表现的儿童室管膜瘤行再程放疗时,也建议行全脑全脊髓照射(CSI)[6]。(Ⅲ级证据)

(李先明　程玉峰)

参考文献

[1] Vanuytsel L, Brada M. The role of prophylactic spinal irradiation in localized intracranial ependymoma[J]. Int J RadiatOncolBiolPhys, 1991;21(3):825-830.

[2] Swanson EL, Amdur RJ, Morris CG. Intracranial ependymomas treated with radiotherapy:long-term results from a single institution [J]. J Neurooncol,2011;102(3):451-457.

[3] Tensaouti F, Ducassou A, Chaltiel L, et al. Patterns of failure after radiotherapy for pediatric patients with intracranial ependymoma[J]. RadiotherOncol,2017,S0167-8140(16):34477-34472.

[4] Reni M, Brandes AA, Vavassori V, et al. A multicenter study of the prognosis and treatment of adult brain ependymal tumors[J]. Cancer,2004;100(6):1221-1229.

[5] Merchant TE, Li C, Xiong X, et al. A prospective study of conformal radiation therapy for pediatric ependymoma[J].Lancet Oncol,2009; 10:258-266.

[6] Lobón MJ, Bautista F, RietF, et al. Re-irradiation of recurrent pediatric ependymoma: modalities andoutcomes: a twenty-year

survey[J].Springerplus,2016,5(1):879.

3. 室管膜瘤放疗的靶区勾画和剂量分割方案

● 靶区勾画

局部放疗的靶区勾画需参考术前术后的影像资料确定靶区,GTV 为残存病灶、瘤床及 MRI T_2 FLAIR 信号异常区域,CTV 为 GTV 外扩 1cm ,同时需结合解剖结构的自然屏障适当修改,CTV 外扩 0.3~0.5cm 形成 PTV。

● 剂量分割方案

颅内肿瘤局部剂量 54~60Gy,全脑全脊髓剂量 30~36Gy,脊髓肿瘤局部剂量 45Gy。

局部野照射:原发于颅内的室管膜瘤根据术前及术后的影像(MRI 增强 T_1 和 T_2Flair 相)确定靶区范围(GTV),外放 1~2cm 至 CTV,根据各放疗中心摆位误差外放 0.3~0.5cm 至 PTV。照射剂量为 54~60Gy,1.8~2Gy/次。原发于脊髓的室管膜瘤照射范围,术后无脑脊液播散证据推荐局部照射,照射剂量为 45~50Gy,1.8~2Gy/次。肿瘤位于脊髓圆锥之下的可以加至 60Gy。

全脑全脊髓照射:无论原发颅内还是脊髓室管膜瘤,术后有证据表明出现脑脊液播散均需行 CSI。靶区范围:全脑包括硬脑膜以内的区域,全脊髓上起第一颈髓、下至尾椎硬膜囊,全脑全脊髓照射总剂量为 36Gy,1.8~2Gy/次。后续颅内病灶及脊髓病灶推量参考局部野照射方案。

循证解析

靶区勾画

中国中枢神经系统胶质瘤诊断与治疗指南（2015）：局部靶区的限定，研究显示在切除范围外扩大 1~2cm 是安全有效的[1]。

Merchant 等报道了一项前瞻性临床研究，纳入 153 例儿童室管膜瘤患者，患者病例特征：间变性室管膜瘤（$n=85$），幕下室管膜瘤（$n=122$），先行化疗（$n=35$），手术（全切 125 例，近全切 17 例，次全切 11 例），受试者术后接受三维适形放疗（3D-CRT），CTV 定义为肿瘤或瘤床边缘外放 1cm，PTV 为 CTV 外放 0.5cm。总剂量为 54Gy 或 59.4Gy（$n=131$），中位随访时间 5.3 年，获得良好的疗效，7 年的局部控制率、无事件发生生存率（EFS）和 OS 分别为 83.7%、69.1% 和 81.0%[2]。（Ⅲ级证据）

剂量分割方案

放疗总剂量推荐 45~54Gy，常规单次分割剂量推荐 1.8~2Gy[3,4]。有研究推荐肿瘤区局部总剂量 55~60Gy，单次分割剂量 1.8Gy[5,6,7]。为了减少照射时间和成本，也有研究推荐低分割照射，总剂量 39Gy 单次分割剂量 3.0Gy 方案及总剂量 44.8Gy 单次分割剂量 2.8Gy 的方案，与总剂量 54Gy 单次分割剂量 1.8Gy 方案比较无生存差异[3]。（Ⅳ级证据）

（李先明　程玉峰）

参考文献

［1］《中国中枢神经系统胶质瘤诊断与治疗指南》编写组.中国中枢神经系统胶质瘤诊断与治疗指南(2015).中华医学杂志,2016；96(7):485-509.

［2］Merchant TE,Li C,Xiong X,et al.Conformal radiotherapy after surgery for paediatricependymoma：a prospective study［J］.Lancet Oncol,2009；10(3):258-266.

［3］Janssens GO,Jansen MH,Lauwers SJ,et al.Hypofractionation vs Conventional Radiation Therapy for Newly Diagnosed Diffuse Intrinsic Pontine Glioma：A Matched-Cohort［J］.Int J RadiatOncol-BiolPhys International journal of radiation oncology，biology，physics,2013；85(2):315-320.

［4］Bailey S,Howman A,Wheatley K,et al.Diffuse intrinsic pontine glioma treated with prolonged temozolomide and radiotherapy Results of a United Kingdom phase Ⅱ trial(CNS 2007 04)［J］.Eur J Cancer.2013；49(18):3856-3862.

［5］Haas-Kogan DA,Banerjee A,Poussain TY,et al.Phase Ⅱ trial of tipifarnib and radiation in children with newly diagnosed diffuse intrinsic pontinegliomas［J］.Neuro Oncol,2011；13(3):298-306.

［6］Sirachainan N，Pakakasama S，Visudithbhan A，et al.Concurrent radiotherapy with temozolomide followed by adjuvant temozolomide and cis-retinoic acid in children with diffuse intrinsic pontine glioma［J］.Neuro Oncol,2008；10(4):577-582.

［7］Cohen KJ,Heideman RL,Zhou T,et al.Temozolomide in the treatment of children with newly diagnosed diffuse intrinsic pontine gliomas：a

弥漫性中线胶质瘤、室管膜瘤、恶性胶质瘤假性进展以及胶质瘤脑脊液播散相关问题

report from the Children's Oncology Group[J]. Neuro Oncol, 2011;
13(4):410-416.

4. 室管膜瘤术后,全中枢预防性照射的选择

● 室管膜瘤术后放疗主要采用局部野照射,不需常规全中枢预防性照射。

● 当脊髓 MRI 或 CSF 检查结果阳性时,无论病理类型和切除程度如何,应行全中枢照射。

循证解析

研究显示:局部复发是主要的失败模式[1-2];没有局部复发的时候很少出现脊髓播散[1-2];高级别室管膜瘤患者采用局部野照射或全中枢照射后的复发模式相似[1-2];预防治疗并不能阻止脊髓转移的发生。(Ⅲ级证据)

近期研究显示在非播散性疾病中预防性全中枢或全脑放疗与高剂量局部适形放疗比较并没有改善生存[1-2]。(Ⅲ级证据)

参 考 文 献

[1] Reni M, Brandes AA, Vavassori V, et al. A multicenter study of the prognosis and treatment of adult brain ependymal tumors[J]. Cancer, 2004;100(6):1221–1229.

[2] Merchant TE, Li C, Xiong X, et al. A prospective study of conformal radiation therapy for pediatric ependymoma[J]. Lancet Oncol, 2009;10:258–266.

5. 化疗在室管膜瘤辅助治疗中的作用

间变性室管膜瘤治疗原则目前是手术+放射治疗。

● 间变性室管膜瘤(WHO Ⅲ级)患者,在手术及放射治疗后,可以考虑进行化疗。

● 年幼不宜行放疗的室管膜瘤患者,可术后行辅助化疗。

● 无化疗史的成人室管膜瘤复发患者,可考虑替莫唑胺作为一线化疗药物。

循证解析

无论是原发于颅内还是脊髓的间变性室管膜瘤治疗原则目前以手术+放射治疗为主(Ⅰ级证据)。近期一项对于原发脊髓的间变性室管膜瘤患者影响预后因素进行分析,结果显示肿瘤完全切除和行辅助放疗是强烈影响预后的因素,而化疗的作用并不明确[1]。(Ⅱ级证据)

《中国中枢神经系统胶质瘤诊断与治疗指南(2015)》:尽管目前还缺乏 RCT 研究的明确结论,但对于间变性室管膜瘤(WHOⅢ级)患者,在手术及放射治疗后,可以考虑进行化疗[2]。

AIEOP 一项多机构、非随机性的前瞻性研究[3]根据患者手术切除情况(完整切除 NED vs 不全切 ED)和组织学分级(WHOⅡ级和 WHOⅢ级)分为 4 组:WHOⅡ级/全切患者接受局部放疗(RT),放疗剂量 59.4Gy,1.8Gy/d;WHOⅢ级/全切患者放疗后接受 4 周期 VEC 方案化疗(长春新碱、依托泊苷、环磷酰胺);不全切患者接受 1~4 个周期 VEC 化疗后,再次评估能否进行手术,如果二次术后仍有残留,则行 59.4Gy 放射治疗后,再加量 8Gy/2f;WHOⅡ级、行全切除术的 1~3 岁患者接受单纯 6 个周期 VEC 化疗。2002 年 1 月至 2014 年 12 月,有 160 名儿童入组(中位年龄 4.9 岁),中位随访时间为 67 个月,其中幕下原发肿瘤 110 例,达到手术全切除患者 110 例,WHOⅢ级者 84 例,46 例患者行多次手术切除。研究中,5 年 PFS 和 OS 分别为 65.4% 和 81.1%;术后无残存 WHOⅡ与 WHOⅢ的 5 年 PFS 和 OS 分别为 84.1%、61.9% 和 97.6%、79.1%;总的 WHOⅡ与 WHOⅢ的 5 年 PFS 和 OS 分别为 75.3%、57.0% 和 90.5%、73.3%;总的无残存与有残存 5 年 PFS 和 OS 分别为 72.1%、45.3% 和 87.8%、61.2%。结果显示总体疗效优于既往研究报道。(Ⅲ级证据)

有专家及指南建议术后及放疗后可行辅助化疗,目前可选择的化疗方案以铂类为主的联合化疗以及依托泊苷、亚硝脲类化疗[3-5]。目前对于初治的间变性室管膜术后行放疗和 TMZ 同期化疗及放疗后 TMZ 辅助化疗,缺乏临床 RCT 研究的明确结论。但 TMZ 可能在室管膜的治疗中发挥作用,尽管缺乏高级别的临床证据证实,一项回顾性研究[6]对 18 例复发室管膜瘤患者给予替莫唑胺化疗,中位 8 周期(1~24 周期),结果显示 CR 1 例(5%),PR 3 例(17%),SD 7 例(39%),PD 7 例(39%)。4 例有效的患者既往均无化疗史。从而得出结论:替莫唑胺对于无化疗史的成人复发颅内室管膜瘤有一定的作用,与肿瘤分级及 MGMT 甲基化状态无关,建议对于手术、放疗后失败的患者,替莫唑胺可被考虑作为一线治疗方案(Ⅳ级证据)。未来间变性室管膜瘤是否可行放疗同期 TMZ 化疗+辅助化疗仍需前瞻性 RCT 证实。(Ⅱ级证据)

(李先明　折　红　程玉峰)

参 考 文 献

[1] Chen P,Sui M,Ye J,et al.An integrative analysis of treatment,outcomes and prognostic factors for primary spinal anaplastic ependymomas[J].J ClinNeurosci.2015 Jun;22(6):976-980.

[2] 《中国中枢神经系统胶质瘤诊断与治疗指南》编写组.中国中枢神经系统胶质瘤诊断与治疗指南(2015).中华医学杂志,2016;96(7):485-509.

[3] Massimino M,Miceli R,Giangaspero F,et al.Final results of the second prospective AIEOP protocol for pediatric intracranial ependymoma[J].Neuro Oncol.2016; 18(10):1451-1460.

[4] Nabors LB,Portnow J,Ammirati M,et al.CNS cancer,version 1,2015[J].J Nat ComprCancNetw,2015,13(10):1191-1202.

[5] Gramatzki D,Roth P,Felsberg J,et al.Chemotherapy for intracranial ependymoma in adults[J].BMC Cancer,2016,23;16:287.

[6] Rudà R,Bosa C,Magistrello M,et al.Temozolomide as salvage treatment for recurrent intracranial ependymomas of the adult:a retrospective study[J].Neuro Oncol,2016,18(2):261-268.

三、恶性胶质瘤假性进展

1. 假性进展发生的相关因素

放射线剂量以及联合放化疗为假性进展的确定危险因

素。MGMT、IDH-1、1p/19q 的相关性有待进一步研究。

- 出现假性进展,患者显著生存获益。
- MGMT 启动子甲基化,患者假性进展发生率增加。
- MGMT 启动子甲基化,患者具显著生存获益。

循证解析

MGMT 启动子甲基化与假性进展的关系[1]

特征	TTP(月)	OS(月)
MGMT 启动子甲基化		
中位生存时间	11.7	20.7
甲基化	21.9*	43.6*
未甲基化	9.2	16.8
MRI 首次检查结果		
假性进展	20.7*	38*
早期进展	5.7	10.2
无疾病进展图像	11.4	20.2

*P 值具有统计学显著性差异

单独放疗的胶质瘤患者假性进展的发生率为 10%,而联合化疗后可达 30%,最高报道为 32%[1]。MGMT 启动子甲基化可增加假性进展的发生率;IDH-1 基因突变的胶质瘤患者中假性进展发病率高,1p/19q 共缺失患者假性进展发病率低[2-4]。(Ⅲ级证据)

2. 假性进展的诊断策略

病理诊断为金标准,特殊 MRI 及 PET 等影像学检查对鉴别肿瘤进展或复发有指导意义。

循证解析

Chamberlain 等阐述其病理特点,病灶呈黄色,为坏死组织,与放射性坏死相比,镜下以水肿及炎症细胞浸润为主[5](Ⅰ级证据)。

磁共振弥散加权成像(DWI)、磁共振弥散张量成像(DTI)、磁共振灌注成像(PWI)、磁共振波谱成像(MRS)、PET(新的显像剂如^{11}C-蛋氨酸、^{18}F 酪氨酸的应用)可为肿瘤进展或复发提供指导意见,但其特异性及敏感性仍待进一步研究[6]。(Ⅲ级证据)

3. 假性进展的治疗策略

假性进展不需要治疗,病变可以慢慢缩小、自然恢复。一旦怀疑为肿瘤进展,则尽可能应用多模态影像进一步明确诊断,必要时手术活检,积极抗肿瘤治疗。

专家观点

假性进展多在放化疗联合治疗后 3 个月内出现,不需要治疗,病变可以慢慢缩小、自然恢复。不能明确诊断而且有症状者,可以先糖皮质激素、脱水等对症处理,维持原方案治疗,并结合临床密切观察。一旦怀疑为肿瘤进展,肿瘤占位引起临床症状,则尽可能应用多模态影像进一步明确诊断,必要时手术活检;若为复发进展,则积极抗肿瘤治疗。

(程玉峰)

参 考 文 献

[1] Alba A.Brandes.MGMT Promoter Methylation Status Can Predict the Incidence and Outcome of Pseudoprogression After Concomitant Radiochemotherapy in Newly Diagnosed Glioblastoma Patients.J Clin Oncol,2008,26(13):2192-2197.

[2] Chan DT,Ng RY,Siu DY,et al.Pseudoprogression of malignant glioma in Chinese patients receiving concomitant chemoradiotherapy. J Hong Kong Med J.2012,18(3):221-225.

[3] Li H,Li J,Cheng G,et al.IDH mutation and MGMT promoter methylation are associated with the pseudoprogression and improved prognosis of glioblastoma multiforme patients who have undergone concurrent and adjuvant temozolomide-based chemoradiotherapy.J Clin Neurol Neurosurg.2016 ,151:31-36.

[4] Li S,Yan C,Huang L,et al.Molecular prognostic factors of anaplastic oligodendroglial tumors and its relationship:a single institutional review of 77 patients from China.J Neuro Oncol.2012 Jan;14(1):109-116.

[5] Chamberlain MC.Treatment options for glioblastoma.J Neurosurg Focus.2006,20(4):E19.

[6] Galldiks N,Kocher M,Langen KJ.Pseudoprogression after glioma therapy:an update.Expert Rev Neurother.2017(7):1-7.

第四章

老年和儿童胶质瘤患者常见问题

一、老年患者

1. 老年胶质瘤年龄范围的界定及其划分意义

- 《中华人民共和国老年人权益保障法》定义:60岁以上为老年人。
- 联合国世界卫生组织:划分老年人为65岁以上。
- 参考 CBTRUS 2008 — 2012 数据,GBM 发病中位年龄是64岁。结合 NCCN 指南和《中国中枢神经系统胶质瘤诊断与治疗指南(2015版)》,推荐临床定义:65岁以上为老年人。
- 年龄不是 GBM 治疗的禁忌因素,面对相应年龄段的患者,更应制定个体化治疗方案,以延长患者的生存,同时提高患者生存质量。

循证解析

中国以立法将老人的年龄界定为60岁以上为老人。

《中华人民共和国老年人权益保障法》是1996年8月

29 日第八届全国人民代表大会常务委员会第二十一次会议通过。2009 年 8 月 27 日第一次修正;2015 年 4 月 24 日进行了第二次修正。在这部《中华人民共和国老年人权益保障法》中的第一章、第二条写到:本法所称老年人是指 60 周岁以上的公民。

联合国世界卫生组织对老人年龄的界定为 65 岁以上为老年人。

联合国大会于 1991 年 12 月 16 日通过《联合国老年人原则》(第 46/91 号决议)。联合国世界卫生组织对年龄的划分标准:1994 年以前国际对人口问题通过划分标准是三个年龄段:0~14 岁为少儿;15~64 岁为劳动力人口;65 岁以上为老年人。联合国进行人口统计时,常以 65 岁为老龄起点。联合国世界卫生组织定义:65 岁以上为老年人。

根据 CBTRUS 2008—2012 发布数据,GBM 发病率的中位年龄为 64 岁。随着发病年龄增高,GBM 生存率急剧下降,如 55~64 年龄组,1 年 OS 为 43.2%,而 65~74 岁年龄组,1 年 OS 仅为 26.2%,75 岁以上 GBM 患者的 1 年 OS 仅为 11%[1]。美国 NCCN[2] 中枢神经指南中"老年人"定为 70 岁,中国中枢神经系统胶质瘤诊断与治疗指南(2015版)中 65 岁以上为老年人[3]。

专家观点

纵观全球,不同国家不同组织对"老年人"的年龄定义并不统一。在多个癌种中,年龄已成为并发症高发的代名词。综合脑胶质瘤的发病与高发年龄段,专家推荐临床上将 65 岁以上患者定为老年人;这个人群应从 KPS、并发症等多因素考虑其相应的治疗推荐(NCCN 指南),年龄不是 GBM 治疗的禁忌因素,面对这群患者,更应制定个体化治疗方案,以延长患者的生存,同时提高患者生存质量。

(盛晓芳　李　光)

参考文献

[1] Ostrom QT, Gittleman H, Fulop J, et al. CBTRUS Statistical Report: Primary Brain and Central Nervous System Tumors Diagnosed in the United States in 2008-2012 [J]. Neuro Oncol. 2015; 17 Suppl 4: iv1-iv62.

[2] NCCN Guideline for Central Nervous System Cancers, Version 1.2016.

[3]《中国中枢神经系统胶质瘤诊断和治疗指南》编写组.中国中枢神经系统胶质瘤诊断和治疗指南(2014)[J].中华医学杂志, 2016;96(7):485-590.

2. 老年新诊断胶质母细胞瘤术后治疗模式的选择

目前老年高级别胶质瘤的治疗尚没有统一的标准治疗方案,需要根据个体的 KPS 评分、术后康复状况和对治疗的耐受依从性等情况来酌情选择以下的治疗模式,其中 KPS 评分是选择治疗方式的基础。

● 患者 KPS 评分≥60

- 标准同步放化疗+辅助化疗(TMZ)
- 低分割放疗+同步化疗+辅助化疗(TMZ)

● 患者 KPS 评分<60

- 低分割放疗+辅助化疗(TMZ)
- 低分割放疗/标准放射治疗
- 单药化疗(TMZ)
- 支持治疗/姑息对症处理

循证解析

GLIOCAT 研究是一项多中心前瞻性和回顾性研究,在共纳入432例新诊断的 GB 患者,其中148例为老年患者。结果显示采用术后标准同步放化疗+辅助化疗(STUPP 方案),PFS 和 OS 分别为7个月(95% 置信区间,6.1~7.8)和11个月(95% 置信区间,8.7~13.2)($P<0.001$ 和 $P=0.033$),相比全球人群 PFS 和 OS 分别为8个月(95% 置信区间,7.49~8.5)和15个月(95% 置信区间,7.49~8.5),标准同步放化疗在老年人群中是可行的,即使这个人群的 KPS 差,可以进行 TMZ 辅助治疗的患者较少。对于老年患者,用 CH-RT 和 TMZ 辅助治疗新诊断的 GB 患者中,切除类型和 MGMT 甲基化仍然是更相关的预后因素[1]。(I 级证据)

EORTC 26062-22061 是一项全球随机Ⅲ期研究,纳入了562例新诊断的老年(≥65岁)恶性胶质瘤患者,患者随机接受放疗或放疗同步联合 TMZ+辅助 TMZ 治疗,直至疾病进展或共12个周期。结果显示,与放疗组相比,放疗+TMZ 组的中位 OS 显著延长(9.3个月 vs 7.6个月,$HR=0.67$,$P<0.0001$)和中位 PFS(5.3个月 vs 3.9个月,$P<$

0.0001）。在 MGMT 启动子甲基化患者中，放疗+TMZ 组的中位 OS 显著长于放疗组（13.5 个月 vs 7.7 个月，$P=$ 0.0001），而在无 MGMT 启动子甲基化患者中，放疗+TMZ 组的中位 OS 与放疗组相似（10.0 个月 vs 7.7 个月，$P=$ 0.055）[2]。（Ⅰ级证据）

多项研究表明，老年患者低分割放疗与标准放疗相比，效果接近甚至优于标准放疗[3-5]。（Ⅰ级证据）

一项前瞻性、多中心、随机Ⅲ期临床研究，共纳入 342 例新诊断的老年 GBM 患者（≥60 岁）。其中 291 例患者随机分为 3 个组，93 例接受 TMZ 治疗，98 例接受大分割放疗，100 例接受标准放疗。主要研究终点是总生存期。结果显示 TMZ 组比标准放疗组的总生存时间（OS）显著延长（8.3 个月 vs 6.0 个月，HR 0.60，$P=0.01$），而与高分割放疗组相比无显著差异（7.5 个月，HR 0.85，$P=0.24$）。在>70 岁的患者中，TMZ 组与高分割放疗组的 OS 比标准放疗组显著延长。在 TMZ 治疗组中，MGMT 甲基化患者的 OS 比非甲基化患者显著延长（9.7 个月 vs 6.8 个月，HR 0.56，$P=0.02$）[3]。（Ⅰ级证据）

专家观点

如果老年患者状态较好，选择 TMZ 联合放疗可显著延长患者生存时间，且该联合方案在伴有 MGMT 启动子甲基化的患者中更加明显，并且联合治疗使这部分患者的死亡风险显著下降。同时服用 TMZ 的消化道反应也不应忽视。（Ⅴ级证据）

如果患者一般状况稍差,则选择放疗或 TMZ 化疗。建议检测 MGMT 启动子甲基化状态,如果有甲基化则选择 TMZ 化疗,如果没有甲基化则选择放疗,而放疗方案可以选择短程低分割方案,与常规分割放疗具有同等疗效,可提高患者的生活质量和依从性。(Ⅴ级证据)

如果患者一般状况较差,KPS<50,则可选择包括激素在内的对症支持治疗[6]。(Ⅴ级证据)

(阎 英 李光)

参考文献

[1] Maria Martinez-Garcia, Estela Pineda, Sonia del Barco, et al. Feasibility and efficacy of concomitant chemoradiation (Ch-RT) in the management of newly diagnosed elderly glioblastoma (GB) patients: Results from the GLIOCAT study. J Clin Oncol. 34, 2016 (suppl; abstr 2045).

[2] Perry JR, Laperriere N, O'Callaghan CJ, et al. A phase Ⅲ randomized controlled trial of short-course radiotherapy with or without concomitant and adjuvant temozolomide in elderly patients with glioblastoma (CCTG CE.6, EORTC 26062-22061, TROG 08.02, NCT00482677). J Clin Oncol. 34, 2016 (suppl; abstr LBA2).

[3] Malmstrom A, Gronberg BH, Marosi C, et al. Temozolomide versus standard 6-week radiotherapy versus hypofractionated radiotherapy in patients older than 60 years with glioblastoma: the Nordic randomised, phase 3 trial. Lancet Oncol. 2012; 13: 916-926.

[4] Minniti G, Scaringi C, Lanzetta G, et al. Standard (60 gy) or short-course (40 gy) irradiation plus concomitant and adjuvant temo-

zolomide for elderly patients with glioblastoma：a propensity-matched analysis.Int J Radiat Oncol Biol Phys.2015；91：109-115.

[5] Roa W，Brasher PM，Bauman G，et al.Abbreviated course of radiation therapy in older patients with glioblastoma multiforme：a prospective randomized clinical trial.J Clin Oncol.2004；22：1583-1588.

[6] Laigle-Donadey F，Figarella-Branger D，Chinot O，et al.Up-front temoz olomide in elderly patients with glioblastoma. Journal of neuro-oncology .2010；99（1）：89-94.

3. MGMT 在老年患者治疗中的指导意义

● MGMT 启动子甲基化是影响预后的重要指标。

● MGMT 启动子状态是老年患者治疗选择的重要依据。

● 在老年 GBM 中，MGMT 启动子甲基化既是预测因子，也是预后因子。

循证解析

MGMT 是一个重要的 DNA 修复酶，其与烷化剂的耐药有关，研究证实 MGMT 启动子甲基化是影响预后的重要指标。MGMT 启动子的甲基化能沉默该基因，降低 DNA 修复能力，从而使肿瘤细胞对 TMZ 更敏感。老年 GBM 的 MGMT 启动子甲基化率约为40%~60%。在老年 GBM 中，MGMT 启动子甲基化既是预测因子，也是预后因子。一项随机化研究指出：同样使用 TMZ 的 GBM 患者，若 MGMT 启动子有甲基化的患者，其中位生存时间长于无启动子甲基化的患者

(21.7 个月 vs 12.7 个月)[1]（I级证据）。Nordic 试验纳入
342 名体能状态良好（ECOG 体能状态评分 0~2 分）的老年患
者（≥65 岁），随机分为三组：研究发现：在 TMZ 治疗组，
MGMT 启动子甲基化患者的生存期显著长于 MGMT 启动子
非甲基化的患者（9.7 个月 vs 6.8 个月），但 MGMT 甲基化状
态对放疗组患者的 OS 无影响。对于 MGMT 启动子非甲基
化的患者单用放疗或单用 TMZ 化疗对生存期无显著影响
（7.0 个月 vs 6.8 个月）[2]（I级证据）。NOA-08 试验研究发现
TMZ 组患者生存期不差于放疗组患者。TMZ 组患者生存期
为 8.6 个月，放疗组患者生存期为 9.6 个月。MGMT 启动子
甲基化的患者接受 TMZ 单药治疗的无事件生存期（EFS）显
著长于单独放疗的患者（8.4 个月 vs4.6 个月）。然而 MGMT
启动子非甲基化的患者接受单独放疗的 EFS 显著长于接受
TMZ 单药治疗的患者（4.6 个月 vs3.3 个月）。MGMT 的状
态可显著预测患者的 EFS，对患者的 OS 有一定的影响，但没
有统计学差异。MGMT 启动子甲基化的患者对 TMZ 治疗的
疗效要优于放疗[3]。（I级证据）

（郭艳红　李　光）

参考文献

[1] Stupp R, Mason WP, van den Bent MJ, et al. Radiotherapy plus con-
comitant and adjuvant temozolomide for glioblastoma [J]. N Engl J
Med, 2005, 352(10): 987-996.

[2] Malmström A, Grønberg BH, Marosi C, et al. Temozolomide versus

standard 6-week radiotherapy versus hypofractionated radiotherapy in patients older than 60 years with glioblastoma: the Nordic randomised, phase 3 trial. Lancet Oncol. 2012 Sep; 13(9): 916-926.

[3] Wick W, Platten M, Meisner C, et al. Temozolomide chemotherapy alone versus radiotherapy alone for malignant astrocytoma in the elderly: the NOA-08 randomised, phase Ⅲ trail [J]. Lancet Oncol, 2012, 13(7): 707-715.

4. 老年患者放疗后接受辅助化疗的意义

● 体力状态良好的患者,替莫唑胺辅助化疗 6~12 周期,或直至肿瘤进展。

● 体力状态差,不能耐受放化联合治疗的患者,推荐单纯放疗或单药替莫唑胺化疗。

● MGMT 启动子甲基化的患者,首选替莫唑胺化疗。

● 不能耐受放疗或化疗的患者对症支持治疗。

循证解析

EORTC/NCIC 随机临床试验证实 70 岁以下胶质母细胞瘤(GBM)患者的标准治疗为术后同步及辅助替莫唑胺(TMZ)化疗 6 周期,联合治疗延长患者生存,亚组分析显示>60 岁患者联合治疗有长期生存获益[1-2](Ⅰ级证据)。2016ASCO 一项全球多中心报道:562 例患者随机分为低分割放疗组及 TMZ 联合低分割放疗组,TMZ 使用 12 周期或直至疾病进展,联合治疗延长患者 OS(9.3 个月 vs 7.6 个月)及 PFS(5.3 个月 vs 3.9 个月),且两组患者生活质量评分无

差异[3],其他小样本研究也有类似结果[4-6]。(Ⅰ级证据)

较单纯对症支持治疗,一般情况差(KPS<70)的老年 GBM 患者使用 TMZ 化疗可使 33% 患者生活质量改善,且有改善 PFS 及 OS 的趋势[7]。(Ⅳ级证据)

2016 年 ASCO 一项全球多中心报道:MGMT 甲基化患者放疗联合 TMZ 与单纯放疗的 OS 为 13.5 个月 vs 7.7 个月($P=0.0001$),而 MGMT 非甲基化患者放疗联合 TMZ 与单纯放疗的 OS 为 10.0 个月 vs 7.9 个月($P=0.055$)[3]。NOA-08 试验显示 MGMT 启动子甲基化者 TMZ 单药化疗 OS 优于放疗者[8]。对于一般情况差(KPS<70)的老年 GBM 患者使用 TMZ,MGMT 启动子甲基化患者 PFS 及 OS 更长[7]。(Ⅲ级证据)

对于能耐受放化疗的老年患者,放疗及化疗效果均优于支持治疗[9,10]。对已不能耐受放化疗的老年患者的治疗报道较少,建议行对症支持治疗。(Ⅴ级证据)

(陈媛媛 李 光)

参 考 文 献

[1] Stupp R, Mason WP, van den Bent MJ, et al.Radiotherapy plus concomitant and adjuvant temozolomide for glioblastoma[J].N Engl J Med, 2005; 352: 987-996.

[2] Stupp R, Hegi ME, Mason WP, et al.Effects of radiotherapy with concomitant and adjuvant temozolomide versus radiotherapy alone on survival in glioblastoma in a randomised phase Ⅲ study: 5-year analysis of the EORTC-NCIC trial[J].Lancet Oncol, 2009; 10(5): 459-466.

[3] Baldwin K. Elderly Patients With Glioblastoma Live Longer With Chemoradiation Using Temozolomide.2016 ASCO Annual Meeting.

[4] Brandes AA,Franceschi E,Tosoni A,et al.Temozolomide Concomitant and Adjuvant to Radiotherapy in Elderly Patients With Glioblastoma：correlation with MGMT promoter methylation status[J].Cancer, 2009;115(15):3512-3518.

[5] Minniti G,Sanctis D,Muni R,et al.Radiotherapy plus concomitant and adjuvant temozolomide for glioblastoma in elderly patients[J].J Neurooncol,2008;88(1):97-103.

[6] Minniti G,Salvati M,Arcella A,et al.Correlation between O6-methylguanine-DNA methyltransferase and survival in elderly patients with glioblastoma treated with radiotherapy plus concomitant and adjuvant temozolomide[J].J Neurooncol,2011;102(2):311-316.

[7] Perez-Larraya JG,Ducray F,Chinot O, et al. Temozolomide in elderly patients with newly diagnosed glioblastoma and poor performance status:An ANOCEF phase Ⅱ trial[J].J Clin Oncol,2011; 29(22):3050-3055.

[8] Wick W,Platten M,Meisner C,et al.Temozolomide chemotherapy alone versus radiotherapy alone for malignant astrocytoma in the elderly:the NOA-08 randomised,phase 3 trial[J].Lancet Oncol, 2012;13(7):707-715.

[9] Keime-Guibert F,Chinot O,Taillandier L, et al. Radiotherapy for glioblastoma in the elderly[J].N Engl J Med,2007;356(15): 1527,1535.

[10] Darefsky AS,King JT Jr,Dubrow R.Adult glioblastoma multiforme survival in the temozolomide era：a population-based analysis of

Surveillance, Epidemiology, and End Results registries[J]. Cancer, 2012;118(8):2163-2172.

5. 老年患者低分割放疗的方法和意义

- 40GY,15 次
- 34GY,10 次
- 25GY,5 次

循证解析

Nordic 试验纳入 342 名体能状态良好(ECOG 体能状态评分 02 分)的老年患者(≥65 岁),随机分为:标准放疗组(60Gy,30 次,$n = 100$),大分割放疗组(34Gy,10 次 $n = 98$),研究发现:与标准放疗组(6.0 个月)相比,大分割放疗组(7.5 个月)患者的生存期显著延长。特别是老年 GBM 患者(>70 岁)[1](Ⅰ级证据)。Roa 等尝试探讨不同的放疗模式对疗效及放疗累积毒性的影响,95 例>60 岁的 GBM 患者随机分配至大分割放疗组接受 40Gy/15f 照射或常规分割组接受 60Gy/30f 照射。尽管该试验最终因入组缓慢提前关闭,但已有数据显示两种放疗模式疗效并无区别,组间放疗后 6 月体能评分无差别。Roa 等的研究表明大分割放疗可减少患者对激素的依赖[2]。一项前瞻性、多中心、非劣效、Ⅲ期随机性研究,纳入了 98 例新诊断的 GBM 老年患者,结果显示短疗程(25Gy,5 次)与大分割(40Gy,15 次)放射治疗的中位 PFS 分别为 7.9 个月(95% 置信区间,6.3~9.6 个月)和 6.4 个月

（95% 置信区间,5.1~7.6 个月）（P=0.988）；中位 OS 分别为 4.2 个月（95% 置信区间,2.5~5.9 个月）和 4.2 个月（95% 置信区间,2.6~5.7 个月）,P=0.716,短疗程放疗疗效不劣于常用的放射治疗方案[3]。（Ⅰ级证据）

专家观点

常规放疗模式沿用多年,放疗总剂量与肿瘤预后直接相关,按照放射生物学推断的肿瘤治疗剂量明显高于目前常规放疗模式的放射总剂量。生物有效剂量与局控率和生存率有显著相关性,其提高依赖于单次剂量的提高。短疗程大分割放射治疗比常规放疗简单易行,特别对年老体弱、预计生存期较短的重症患者、行动不便甚至瘫痪者避免了每日放疗移动和工作人员摆位的难度,从方便患者及提高放疗设备利用率来看都优于常规分割放疗。而大分割则是将每天剂量大大提高,优点是缩短病人的治疗时间跨度,避免肿瘤放疗后程加速增殖,缺点是增加了正常组织的损伤,晚期反应加重。放疗是 GBM 术后辅助治疗的重要手段,对老年患者而言,必须平衡放疗效益及放疗相关毒性。以上研究表明对于新发现的老年 GBM 患者,大分割放疗的疗效至少与标准放疗是相等的,应该作为标准的治疗选择。（Ⅴ级证据）

（郭艳红　李　光）

参 考 文 献

[1] Malmström A, Grønberg BH, Marosi C, et al. Temozolomide versus standard 6-week radiotherapy versus hypofractionated radiotherapy in

patients older than 60 years with glioblastoma:the Nordic randomised, phase 3 trial[J].Lancet Oncol,2012;13(9):916-926.

[2] Roa W,Brasher PM,Bauman G,et al.Abbreviated course of radiation therapy in older patients with glioblastoma multiforme:a prospective randomized clinical trial[J].J Clin Oncol.2004;22:1583-1588.

[3] Roa W,Kepka L,Kumar N,et al.International Atomic Energy Agency Randomized Phase Ⅲ Study of Radiation Therapy in Elderly and/or Frail Patients With Newly Diagnosed Glioblastoma Multiforme[J].J Clin Oncol,2015;33:4145-4150.

6. 老年胶质瘤患者放疗靶区勾画建议

● 参照成人高级别胶质瘤靶区勾画标准进行靶区勾画。

● 推荐 GTV 靶区包括 T_1 增强灶和 T_2/flair 上的异常信号区。无论常规分割放疗,还是低分割放疗,GTV 靶区包绕 T_2/flair 上的异常信号区都是安全可行的。

循证解析

2004 年一项多中心临床研究纳入 100 例胶质母细胞瘤老年患者(年龄≥60 岁,KPS≥50 分)[1],分为低分割放疗组(40Gy,15 次)和常规放疗组(60Gy,30 次),两组靶区勾画 GTV 均包括 T_2/flair 上的异常信号区。结果发现低分割放疗组中位生存期 5.6 个月,与常规放疗组(5.1 个月)无差别;治疗过程中有 78 人因颅高压需辅助糖皮质激素治疗,其中常规治疗组 49%(17/35)的患者糖皮质激素较治疗前需要增加剂量,而低分割组仅为 23%(10/43)($P = 0.02$);此外进行了 KPS 治疗前后的比较,两组间未见差别($P = 0.15$)。该研究提示老年胶质瘤患者低分割放疗的副反应较常规分割放疗更小;且无论采用常规分割放疗还是低分割放疗,即使 GTV 靶区包绕 T_2/flair 上的异常信号区也是安全可行的。(Ⅰ级证据)

专家观点

关于老年胶质瘤靶区勾画的特定原则研究甚少,老年胶质瘤患者靶区勾画尚无特殊标准。建议根据中国中枢神经系统胶质瘤治疗指南(2015)和 NCCN 指南(2016)标准,参照成人胶质瘤靶区勾画原则勾画靶区。靶区勾画时应用 CT/MRI 图像融合技术,以 T_1+C 和 T_2/flair 作为靶区勾画的基础影像,同时参考术前 MRI 影像。(Ⅴ级证据)

(李 光)

参考文献

[1] Roa W,Brasher PM,Bauman G,et al.Abbreviated course of radiation therapy in older patients with glioblastoma multiforme:a prospective randomized clinical trial[J].J Clin Oncol,2004;22(9):1583-1588.

7. 老年低级别患者治疗方式的选择

- 手术
- 观察随访
- 放疗

- 化疗

- 同步放化疗

循证解析

● 手术

手术切除程度直接影响老年胶质瘤患者的生存期。梅奥医学中心纳入 94 例老年低级别胶质瘤患者,其中 10% 接受肿瘤全切术,6% 行根治性次全切,20% 次全切,64% 行活检术,在对肿瘤组织类型、切除程度、术后放疗、术后化疗的综合分析后,发现仅手术切除程度及肿瘤组织学类型影响患者的 PFS 和 OS[1]。

● 观察随访

对于具有 IDH 突变和 1p/19q 缺失的老年 LGG,初次诊断手术后并不一定立即放疗。EORTC 进行了一项随机试验(EORTC 22845),结果表明早期放疗对比进展时放疗能延长患者无进展生存率和癫痫控制率,而总生存率无区别[2]。但该研究没有评估生存质量,并不清楚要以什么样的代价来获得无进展生存受益和癫痫控制率而总生存率没有提高;EORTC 完成的另一项随机试验(EORTC 22844)亦得出对于肿瘤较小、分化较好的 LGG 可以延迟放疗,但需要密切观察的结论[3]。

● 放疗

KPS 能反映患者的总体功能状态,对于 KPS 较高的患者可以耐受放疗,放疗后恢复也较为迅速,KPS>70 分是放疗临床效果的独立影响因素[4]。研究显示,放射剂量

45Gy/5 周对比 59.4Gy/6.6 周 OS 及 PFS 均相近,差异没有统计学意义[3]。

● 化疗

替莫唑胺(TMZ)易通过血脑屏障,较 PCV 不良反应轻、耐受性好、无毒性累积。MGMT 启动子甲基化或合并 1p/19q 杂合性缺失者对 TMZ 有更高更长的反应率[5]。Ⅱ期临床试验证实 TMZ 无论是采用标准的 5 日方案还是延长的每日低剂量方案,对接受或未接受过放疗的 LGG 均有效[6]。EORTC 22033/26033,NCIC CE5 比较了 TMZ 化疗与标准放疗在的低级别胶质瘤中疗效,结果显示两者在 PFS 方面并无差异[7]。

专家观点

虽然手术直接影响老年 LGG 患者的生存,但老年患者常有脏器功能减退,且合并多种慢性疾病,手术风险较大,术前应全面评估患者重要脏器功能及营养状况,手术的主要目的为消除占位效应,改善症状,提高生活质量,不一定强求全切肿瘤。

对于病理学特征较好,如具有 IDH 突变和 1p/19q 缺失的老年 LGG 患者,术后可选择密切观察或延迟放疗。

胶质瘤在年龄较大的体内更具有侵袭性,临床上对于高龄患者应充分考虑其对于放射治疗的耐受性,综合平均放疗的临床获益情况。对 KPS>70 分的老年 LGG 患者,放射剂量应控制在 45.0~50.4Gy。

对 KPS<70 分的老年 LGG 患者,若伴有 MGMT 启动子

甲基化,可行替莫唑胺化疗;若没有 MGMT 启动子甲基化,可采用短程低分割方案放疗。

对于 KPS>70 分且分子病理提示有不良预后因素的老年 LGG,可选择同步放化疗。

(康静波 李 光)

参 考 文 献

[1] Youland RS, Schomas DA, Brown PD, et al. Patterns of care and treatment outcomes in older adults with low grade glioma:a 50-year experience.J Neurooncol.2017 Jun;133(2):339-346.

[2] van den Bent MJ, Afra D, de Witte O, et al. Long-term efficacy of early versus delayed radiotherapy for low-grade astrocytoma and oligodendroglioma in adults:the EORTC 22845 randomised trial. Lancet,2005,366:985-990.

[3] Karim AB, Maat B, Hatlevoll R, et al. A randomizedtrial on dose-response in radiation therapy of low gradecerebral glioma:European Organization for Research and Treatment of Cancer(EORTC)Study 22844.Int J Radiat Oncol Biol Phys,1996,36:549-556.

[4] Ewelt C,Goeppert M,Rapp M,et al.Glioblastoma multiforme of the elderly:the prognostic effect of resection on survival.J Neurooncol. 2011 Jul;103(3):611-618.

[5] Kaloshi G, Benouaich-Amiel A, Diakite F, et al. Temozolomide for low-grade gliomas:predictive impact of 1p/19q loss on response and outcome.Neurology,2007,68:1831-1836.

[6] Kesari S,Schiff D,Drappatz J,et al.Phase Ⅱ study ofprotracted daily temozolomide for low-grade gliomas in adults.Clin Cancer Res,

2009,15:330-337.

[7] Baumert BG, Hegi ME, van den Bent MJ, et al. Temozolomide chemo-
therapy versus radiotherapy in high-risk low-grade glioma (EORTC
22033-26033): a randomised, open-label, phase 3 intergroup study.
Lancet Oncol.2016 Nov;17(11):1521-1532.

二、儿童患者

1. 儿童年龄的定义及其划分意义

● 《中华人民共和国未成年人保护法》中未成年人是指未满十八周岁的公民,联合国《儿童权利公约》中儿童系指18岁以下的任何人。

● 儿童胶质瘤较罕见,多数文献报道纳入的儿童年龄标准为小于18岁,也有部分报道采用的标准为小于16岁、19岁或22岁。国内多数儿童医院收治的儿童患者标准为小于16岁或小于18岁,故儿童胶质瘤年龄界定应视具体情况而定。

● 儿童胶质瘤在流行病,分子病理等方面均与成人胶质瘤有一定差异。

儿童胶质瘤治疗方法常沿用成人胶质瘤标准,但由于儿童成长发育的特殊性及生物学行为的差异,放疗方式改进、免疫治疗、抗血管生成治疗等新型疗法值得期待。

循证解析

我国《未成年人保护法》中未成年人是指未满十八周

岁的公民,联合国《儿童权利公约》中儿童系指 18 岁以下的任何人。

多数文献报道纳入的儿童年龄标准为小于 18 岁,也有部分报道采用的标准为小于 16 岁、19 岁或 22 岁。国内多数儿童医院收治的儿童患者的标准为小于 16 岁或小于 18 岁。故对于儿童胶质瘤患者的年龄界定,应视具体情况而定。儿童胶质瘤发病率较成人胶质瘤低,仅占中枢神经系统肿瘤的 3%~5%[1]。

文献报道以小样本及回顾性为主,各中心生存数据存在较大差异。约 60%~96.7%儿童胶质瘤位于幕上,其侵袭性高、易复发,预后差,中位 OS 13.5~43 个月,1 年 OS 50%~79%,2 年 OS 15%~57%,有文献报道 5 年 OS 达 17.6%~40%。中位 PFS 10~12.8 个月。多数复发灶位于高剂量区,复发后中位 OS 仅 5.7 个月,1 年 OS 为 0[2-6]。(Ⅳ级证据)

由于缺乏大型临床试验数据支持,儿童胶质瘤治疗方法多沿用成人胶质瘤标准,包括手术(全切,部分切除,活检),放射治疗及化疗。有研究表明,手术切除范围是独立预后因子,病灶全切患者生存时间更长[7,8](Ⅲ级证据)。建议小于 3 岁儿童在术后应先接受化疗以推迟放疗进行,扩散型内因性脑桥神经胶质瘤(DIPG)以放疗为主。儿童与成人胶质瘤虽然组织形态学表现相似,但分子病理存在较大差别,如 PTEN 突变、EGFR 扩增在儿童中不常见,而 p53、p27 高表达以及 p16 缺失在儿童患者中常见,这些分子病理的差异可能导致疗效的不同[9,10](Ⅳ级证据)。如,

较成人胶质瘤患者，儿童中 MGMT 有更高表达，而 MGMT
启动子甲基化却降低，可能导致儿童胶质瘤对替莫唑胺抵
抗[11,12]（Ⅲ级证据）。由于儿童仍处于生长发育阶段，在进
行治疗时，关键脑组织的保护、药物剂量的使用等问题应当
引起我们的重视。同时，放疗方式改进、免疫治疗、抗血管
生成治疗等新型疗法的应用值得期待[10]。

（陈媛媛　李　光）

参 考 文 献

[1] Ostrom QT, Gittleman H, Liao P, et al. CBTRUS statistical report: primary brain and central nervous system tumors diagnosed in the United States in 2007-2011[J]. Neuro-oncology. 2014; 16 Suppl 4: iv1-63.

[2] Perkins SM, Rubin JB, Leonard JR, et al. Glioblastoma in children: a single-institution experience[J]. International journal of radiation oncology, biology, physics. 2011; 80(4): 1117-1121.

[3] Song KS, Phi JH, Cho BK, et al. Long-term outcomes in children with glioblastoma[J]. Journal of neurosurgery Pediatrics. 2010; 6(2): 145-149.

[4] Das KK, Mehrotra A, Nair AP, et al. Pediatric glioblastoma: clinico-radiological profile and factors affecting the outcome. Child's nervous system: ChNS: official journal of the International Society for Pediatric Neurosurgery[J]. 2012; 28(12): 2055-2062.

[5] Nikitovic M, Stanic D, Pekmezovic T, et al. Pediatric glioblastoma: a single institution experience[J]. Child's nervous system: ChNS: offi-

cial journal of the International Society for Pediatric Neurosurgery, 2016;32(1):97-103.

[6] Shabason JE,Sutton D,Kenton O,et al.Patterns of Failure for Pediatric Glioblastoma Multiforme Following Radiation Therapy[J].Pediatric blood & cancer,2016;63(8):1465-1467.

[7] Yang T,Temkin N,Barber J,et al.Gross total resection correlates with long-term survival in pediatric patients with glioblastoma[J]. World neurosurgery,2013;79(3-4):537-544.

[8] Adams H,Adams HH,Jackson C,et al.Evaluating extent of resection in pediatric glioblastoma:a multiple propensity score-adjusted population-based analysis[J].Childs Nerv Syst.2016;32(3):493-503.

[9] Suri V,Das P,Pathak P,et al.Pediatric glioblastomas:a histopathological and molecular genetic study [J]. Neuro-oncology, 2009; 11(3):274-280.

[10] Jones C,Perryman L,Hargrave D.Paediatric and adult malignant glioma:close relatives or distant cousins? [J].Nature reviews Clinical oncology,2012;9(7):400-413.

[11] Donson AM, Addo-Yobo SO, Handler MH, et al. MGMT promoter methylation correlates with survival benefit and sensitivity to temozolomide in pediatric glioblastoma[J].Pediatric blood & cancer, 2007;48(4):403-407.

[12] Ezaki T,Sasaki H,Hirose Y,et al.Molecular characteristics of pediatric non-ependymal, nonpilocytic gliomas associated with resistance to temozolomide [J]. Molecular medicine reports, 2011; 4 (6): 1101-1105.

109

2. 儿童胶质瘤病理学特征

● 病理学分型及发病部位

低级别胶质瘤（WHO Ⅰ-Ⅱ级）：包括毛细胞型星形胶质瘤、毛黏液样型星形细胞瘤、室管膜下巨细胞型星形细胞瘤、多形性黄色星形细胞瘤、低级别室管膜瘤等。毛细胞型星形胶质瘤好发于小脑和下丘脑；毛黏液样星形细胞瘤好发的部位为下丘脑/视交叉；室管膜下巨细胞型星形细胞瘤发生部位多在侧脑室壁或 Monro 孔处；多形性黄色星形细胞瘤瘤发病部位以颞叶多见，其次为额叶或顶叶。

高级别胶质瘤（WHO Ⅲ-Ⅳ级）：包括间变性星形细胞瘤、间变性少突胶质细胞瘤、间变性少突星形细胞瘤和胶质母细胞瘤；而弥漫性胶质瘤病由于预后差，也归于高级别胶质瘤。$H3$ K27M 突变型弥漫性中线胶质瘤主要累及中线部位，如丘脑、脑干和脊髓，这类肿瘤还包括以往弥漫内生型脑桥胶质瘤。胶质母细胞瘤典型者位于大脑表面或间脑实质内。弥漫性胶质瘤通常双侧生长以及常累及幕下结构。高级别室管膜瘤发生部位与成人相反，以幕下为主。

● 分子标志物

● MGMT 启动子甲基化

● $BRAF$V600E 错义突变及 BRAF;$KIAA$1599 融合基因

● H3K27M 突变

循证解析

MGMT 启动子甲基化是胶质母细胞瘤良好预后的独立

因子,是胶质母细胞瘤可从烷化剂治疗获益的预测标志物[1]。大部分研究显示 MGMT 甲基化主要发生在成人,儿童发生率较低。仅少数的研究结果显示儿童与成人 MGMT甲基化状态相似,且儿童与成人相同,MGMT 甲基化与临床结果存在明显的相关性[2]。多数研究表明,儿童胶质瘤患者中 MGMT 启动子甲基化状态也与预后相关,推荐有条件的单位进行 MGMT 启动子甲基化检测。(Ⅳ级证据)

此外,儿童低级别胶质瘤中,$BRAF$V600E 错义突变常发生于毛细胞型星形细胞瘤、多形性黄色星形细胞瘤,且可能提示向恶性转化风险高,预后较差;$BRAF:KIAA$1599 融合基因检测可作为毛细胞星形细胞瘤的分子诊断指标之一,但尚未见其与预后相关。而在儿童高级别胶质瘤中,$H3K27M$ 突变多见于发生于中线位置的弥漫性星形细胞瘤及内在脑桥胶质瘤的患儿,往往提示预后差。

最近发现超过 1/3 的非多形性黄色星形细胞瘤和未涉及到间脑的非神经节细胞胶质瘤中可检测到 $BRAF$ V600E突变[3]。在其他较低级别胶质瘤中偶尔可检测到,如纤维性星形细胞瘤(9%),特别是非小脑的星形细胞瘤。23%的儿童弥漫性星形细胞瘤和 50%的上皮样胶质母细胞瘤中可检测到 $BRAF$ V600E 突变。$BRAF$ V600E 突变联合 $CDKN2A$ 缺失可导致高级别星形细胞瘤和组成由神经节细胞胶质瘤继发的高级别胶质瘤的一个独特的亚型[4]。此外 $BRAF:IAA$1549 融合基因检测可作为毛细胞星形细胞瘤的分子诊断指标之一,但尚无证据表明其与预后相关。早期临床研究已证明 BRAF 抑制剂如 dabrafenib、seluMetinib、binimetinib 临床应用的可行性,提示 BRAF 抑制剂对于存在 BRAF 突变的脑肿瘤是一个有前途的靶向治疗。(Ⅱ级证据)

在儿童高级别脑胶质瘤中,Wu Guang 等[5]对 50 例儿童弥漫内生型桥脑胶质瘤(DIPG)和 36 例非脑干儿童胶质母细胞瘤(non-BS-PGs)进行全基因组和靶向基因组测序,结果显示 60% 的 DIPGs 存在编码组蛋白 H3.3 基因 *H3F3A* 发生 K27M 突变,18% 的 DIPGs 存在编码组蛋白 H3.1 基因 *HIST*1*H3B* 发生 K27M 突变。研究[6]显示 H3.3 K27M 突变仅发生于儿童高级别胶质瘤中(中位年龄 11 岁),在 DIPG 中发生率较高。存在 G34 突变的胶质母细胞瘤较 G34 野生型倾向于有更好的 OS($P = 0.05$)[7],而存在 H3.3 K27M 突变患者的 OS 劣于 H3.3 野生型患者。因此 H3 K27M 突变可作为一个有效的分子标志物影响儿童高级别胶质瘤研究方案的设计。(Ⅲ级证据)

专家观点

儿童胶质瘤病理学特征及基因特性不同于成人。近些年关于儿童胶质瘤的基因分析发现了许多与肿瘤的发生、发展有关的新型分子标志物。*BRAF*V600E、*H3*K27M、*TP53*、*FGFR*1 等均是近来研究较多的儿童胶质瘤分子标志物。遗憾的是,迄今为止尚缺乏成熟、有效的预后预测因子及治疗的分子靶点。

MGMT 启动子甲基化在成人胶质瘤中研究广泛,对指导其化疗、放疗及预后都有很重要的临床意义。但在儿童中,MGMT 启动子甲基化发生率明显偏低,且因儿童胶质瘤发病率低,往往研究入组例数较少,不同的研究对于 MGMT 启动子甲基化在儿童胶质瘤的发生率及预测预后的情况分歧较大,国内有条件的单位可行进一步的研究。

除此之外,我们应当加强临床试验研究,避免使用纯粹利用数据获得的治疗策略。尽快将最新的分子标志物转化为有效的治疗方法,服务于临床。

(刘士新　李　光)

参 考 文 献

[1] R. Stupp, W. P. Mason, M. J. van den Bent, et al. Radiotherapy plus concomitant and adjuvant temozolomide for glioblastoma [J]. The New England Journal of Medicine, 2005, 352(10):987-996.

[2] I. F. Pollack, R. L. Hamilton, R. W. Sobol, et al. O6- Methylguanine-DNA methyltransferase expression strongly correlates with outcome in childhood malignant gliomas: results from the CCG-945 cohort [J]. Journal of Clinical Oncology, 2006;24(21):3431-3437.

[3] Ho CY, Mobley BC, Gordish-Dressman H, et al. A clinicopathologic study of diencephalic pediatric low-grade gliomas with BRAF V600 mutation[J]. Acta Neu-ropathol, 2015;130:575-585.

[4] Mistry M, Zhukova N, Merico D, et al. BRAF mutation and CDKN2A deletion define a clinically distinct subgroup of childhood secondary high-grade glioma[J]. J Clin Oncol, 2015;33:1015-1022.

[5] Wu G, Broniser A, McEachron TA, et al. Somatic histone H3 altera-tions in pediatric diffuse intrinsic pontine gliomas and non-brainstem glioblastomas[J]. Nat Genet, 2012;44(3):251-253.

［6］J.Schwartzentruber,A.Korshunov,X.-Y.Liu,et al.Driver mutations in histone H3.3 and chromatin remodelling genes in paediatric glioblastoma[J].Nature,2012;482(7384):226-231.

［7］I.F.Pollack,R.L.Hamilton,P.C.Burger,et al.Akt activation is a common event in pediatric malignant gliomas and a potential adverse prognostic marker:a report from the Children's Oncology[J].Group. Journal of Neuro-Oncology,2010;99(2):155-163.

3. 儿童胶质瘤治疗原则

● 儿童患者无需强调低级别和高级别之分。

● 治疗多主张采用以手术为主辅以放化疗的综合治疗方案。

● 需要强调儿童患者的特殊性,个体化治疗。

循证解析

儿童颅内胶质瘤发病部位常见于幕下和近中线处,最常见的病理类型为星形细胞瘤[1],因此手术仍是最主要的治疗手段,且全切肿瘤是评判预后最重要的指标。因此,应最大程度地安全切除肿瘤,对于未能全切的低级别胶质瘤,有学者主张可术后随访,每3~6个月行头部 MRI 检查,直至影像学检查发现复发或出现临床症状再决定是否进行再次手术或放疗,因为部分肿瘤可在数年内可能不出现进展[2,3]。

放疗在儿童中更易引起神经系统损伤,包括认知功能及激素水平等方面的影响,在少数患者中还可引起肿瘤恶变。尽管放疗可能对延长儿童胶质瘤 PFS 有益,但并未改善 OS[4]。

化疗方面,尽管替莫唑胺并没有明显减小肿瘤体积,但可使超过 50% 的低级别儿童胶质瘤患者延长 PFS,且无明显毒副作用[5]。而卡铂联合长春新碱与替莫唑胺交替使用的方案,在延长儿童胶质瘤 5 年无时间生存方面亦显示出优势,且毒性可耐受[6]。

专家观点

儿童颅内胶质瘤多数为低度恶性,应当采取手术为主的综合治疗手段,术后严密监测病情变化。放疗时机需要根据疾病的进展程度去把握,应尽可能的延迟。化疗有替莫唑胺、卡铂、长春新碱等药物可供选择,应根据患儿病情采取个体化综合治疗手段。

(康静波　李　光)

参考文献

[1] Asirvatham JR, Deepti AN, Chyne R, et al. Pediatric tumors of the central nervous system: a retrospective study of 1,043 cases from a tertiary care center in South India. Childs Nerv Syst. 2011, 27(8): 1257-1263.

[2] Shaw EG, Wisoff JH. Prospective clinical trials of intracranial low-grade glioma in adults and children. Neuro Oncol. 2003, 5(3): 153-160.

[3] Saunders DE, Phipps KP, Wade AM, et al. Surveillance imaging strategies following surgery and/or radiotherapy for childhood cerebellar low-grade astrocytoma. J Neurosurg. 2005, 102(2 Suppl): 172-178.

[4] Sievert AJ, Fisher MJ. Pediatric low-grade gliomas. J Child Neurol.

2009,24(11):1397-408.

[5] Gururangan S, Fisher MJ, Allen JC, et al. Temozolomide in children with progressive low-grade glioma. Neuro Oncol. 2007,9(2):161-168.

[6] Chintagumpala M, Eckel SP, Krailo M, et al. A pilot study using carboplatin, vincristine, and temozolomide in children with progressive/symptomatic low-grade glioma: a Children's Oncology Group study†. Neuro Oncol. 2015,17(8):1132-1138.

4. 儿童患者治疗中危及器官的保护

- 儿童需要重要保护的危及器官
- 儿童危及器官限量低于成人

循证解析

多项回顾性研究显示,儿童胶质瘤放疗如果能够降低下丘脑-垂体轴区及左颞叶等危及器官的剂量,放疗后内分泌及认知功能方面的并发症将大大减少。有报道出现单侧耳失聪的并发症(Ⅳ级证据)[1]。参照现有成人脑干限制剂量,儿童脑干毒性反应发生率很低,但如果有年龄<5岁、后颅窝肿瘤等危险因素会增加脑干毒性反应的发生风险[2]。

美国"临床正常组织效应定量分析(QUANTEC)"报告中指出了成人正常组织剂量限制,3D-CRT治疗全脑 D_{max} <60Gy,脑干 D_{max} <54Gy,视神经/视交叉 D_{max} <55Gy,脊髓 D_{max} <50Gy,耳蜗 D_{max} <45Gy,单侧腮腺 D_{max} <20Gy,各器官出现坏死的发生率相对较低;SRS(单次)治疗中,脑 V_{12} <5~10cc,脑干 D_{max} <12.5Gy,视神经/视交叉 D_{max} <12Gy,脊髓

$D_{max} < 13Gy$，耳蜗 $D_{max} < 14Gy$，各器官出现坏死的反应发生率相对较低。对于儿童患者，应尽可能降低危及器官的受量，避免或减少内分泌系统、认知功能、精神系统及脑血管损伤等方面的后遗症（Ⅳ级证据）[3]。

专家观点

儿童胶质瘤患者治疗中可能涉及的颅内危及器官包括眼睛、视神经、视交叉、脑干、颞岛叶、语言中枢、前联合、海马区、内耳以及下丘脑、垂体等神经内分泌轴。治疗时应充分考虑患者年龄、肿瘤部位以及可能累及的危及器官，制定治疗计划时，要优化剂量分布，保护敏感危及器官，尽量避免过高的照射剂量和过大的照射野照射剂量，针对具体的患儿情况，制定个体化的治疗，获得最大疗效的同时使晚期反应发生率降到最低。（Ⅴ级证据）

（阎 英 李 光）

参考文献

[1] Benjamin A.Greenberger AB, Margaret B, et al.Clinical Outcomes and Late Endocrine, Neurocognitive, and Visual Profiles of Proton Radiation for Pediatric Low-Grade Gliomas [J]. Int J Radiation Oncol Biol Phy, 2014; 89(5): 1060-1068.

[2] Daniel J.Indelicato, Stella Flampouri, et al.Incidence and dosimetric parameters of pediatric brainstem toxicity following proton therapy [J].Acta Oncologica, 2014; 53: 1298-1304.

[3] Noelle L.Williams MD, Ronny L, et al.Late Effects After Radiotherapy for Childhood Low-grade Glioma[J].Am J Clin Oncol.2016 Jan 22.

5. 心理学在儿童胶质瘤放射治疗中的应用

● 放疗过程中进行心理干预是全麻之外的另一种选择。

专家观点

放射治疗是儿童脑肿瘤的重要手段,由于小儿在放疗中很难遵嘱维持固定的体位,大家普遍采用全麻下实施放疗。这不仅要求一定的基础设施、干扰日常工作、代价高昂,而且全麻存在一定的风险。有些专家报道了在儿童放疗过程中进行心理干预,有助于患儿的配合和依从[1,2]。（Ⅴ级证据）

（蔡林波　李　光）

参考文献

［1］Sonja Haeberli, A psychoeducational intervention reduces the need for anesthesia during radiotherapy for young childhood cancer patient ［J］.Radiation Oncology,2008;3:17.

［2］James L.Klosky,Brief Report:Evaluation of an Interactive Intervention Designed to Reduce Pediatric Distress During Radiation Therapy Procedures［J］. Journal of Pediatric Psychology, 2004; 29（8）: 621-626.